張振澤　著

武醫八段錦

武醫八段錦

目錄

第一章　　武醫八段錦常見 Q&A

第二章　　武醫八段錦的氣與能量

第三章　　精展操　活動關節通經絡

第四章　武醫八段錦　按中醫基理設計

一、關健八秒　煥然一新 108

二、武醫八段錦八式介紹 110

第五章　武醫八段錦　改善案例

一、消化系統疾病 192

武醫八段錦

【作者序】一生職志，由武入醫，自救救人

張振澤

　　自小念的是所謂的「明星學校」，從睜開眼開始，就生活在家人與學校的期待中，偏偏思維如脫韁野馬，總是飛到書本外的世界。因此，每一本教科書上，都有我思緒飛揚所刻劃下的痕跡，且在每一頁上所用心留下來的，絕不是上課的隨堂筆記，而是畫滿了各種動作的小人物。念書從來就不是生活重心，因為只要上課用點心，考前捉重點，靠記憶背書，就一定能應付那些被框在傳統思維中的考題。

　　隨著空手道及跆拳道的興起，自己也隨之起舞，但總是在不能盡知所以然的武術教學中抱著遺憾。直到遇見先師劉家斌先生，並與之結緣，才將自己的任性及奔放的思緒，完全集中在武術中。

拜師學藝，征戰四方

　　啟蒙傳統國術散手名家劉家斌先生，後經劉老師引薦進入六合門派，跟隨掌門人諶輝雄先生深造習藝。輝雄先生是國民政府時期中央國術館第二期學生，黃埔軍校成立，調任為武術教官，國軍刺槍術即改編自六合槍法；後進軍統局，領導特勤任務，其即為戡亂時期令情治系統聞風喪膽之代號「老鬼」，先生畢生僅收三名入門弟子，振澤有幸為其最後關門弟子。在役期間並得天山派王玨鑫老師親傳繩鏢、飛鏢，與劉家斌老師所授之滾堂雙刀、三節棍及九節鞭均為六合嫡傳之奇門武藝。

　　習武首先從養身氣功開始，依著養氣、聚氣、運氣、用氣的四階段來學習。只有把氣養好了，才能聚氣運用到格鬥散打，甚而將氣運用到身體所延伸的各種兵器演練上。

雖然習武時，一開始就學八段錦，但因年輕氣盛，一心只想在拳腳上去印證自己的武技，故凡有技擊競賽必定參加，常被師父戲稱為「職業打手」。有幸參加了「第一屆亞州盃徒手擂台賽」及1980 年在夏威夷舉辦的世界盃選拔賽。

傷筋動骨，武醫萌芽

當年比賽場地的設備，都是由一塊塊拼接起來的榻榻米，再鋪一層塑膠布，劃一劃線就開打，並非現在用的密合軟膠功夫墊。經過幾個場次的比賽，膠布底下的榻榻米，可能已分離且出現空隙，成了選手的地雷與惡夢。在取得世界盃代表後的省級訓練比賽中，就因一個攻擊動作踩空，拉傷大腿，從此與國家選手訓練中心失之交臂，進而結束選手生涯。

入伍前，為應付生活，進入廣告攝影公司當小弟。退伍後，順理成章地進入廣告公司任職。拉傷的右大腿在經過治療後，雖可正常走路和活動，但隨著年齡的增長，累積在腿部的氣滯血瘀尚未完全排除，沉積在肌肉深處，有時會痛到舉步維艱，甚至寸步難行的窘境。

看醫生雖可得到一時的舒緩，但過段時間又會復發，令人困擾不已。想想，一個習武之人，若連自己的病痛都無法處理，真是汗顏。於是想起師父曾教過的八段錦。剛開始，也是半信半疑、就自己記憶所及的操練，沒想到，不到一個月，腳就輕快許多，也不再疼痛，甚至可跟年輕朋友飆起全場的籃球。

基於親身的經歷，讓我對八段錦產生莫大好奇，加上原本對中醫理就很有興趣，於是從經絡學著手研究八段錦。

老友們都知道我在國術界的經歷，因此，想找個運動來健身，或因罹患慢性病想找個適合的功法，就成為他們諮詢意見的對象。

於是，大家一起研習，從練習中不斷的分享經驗和知識。許多

後進同修，越來越快得到好轉反應，這是一段令人雀躍的過程。於是在共修們的發願，並經過諸多印證後，將之改良為更先進、更符合健康需求的「武醫八段錦」。

養生復健，不需外求

八段錦，它是一種優秀的傳統保健方法，不屬任何門派，是歷代養生家和習練者共同創造，是中華武術中唯一以人體經絡設計的養生功法，八式定步，簡單明瞭，無須特定場地、服裝，隨時隨地可操作。因簡單有效，在沒有特定傳人下，已流傳九百多年，足見它對人體保健與復健的功效卓著。

更重要的是，這套平易近人的功法，幾十年練下來，不僅深深體會平凡即偉大的真理，更感受到，病痛損傷絕對是靠自己醫好的！醫生只是提供專業復建過程的輔導者。同時讓我深刻體認「由武入醫，方是自救救人之道」，更是個人畢生應該全力投入的職志。

當參與的人愈來愈多，我們覺得可以運用組織力量、廣泛推廣這套功法，因而成立了「社團法人中華六合精武協會」，結合更多資源，共同推廣，七年多來，我們不斷地精益求精，研究開發，讓這套功法更能因應現代人生活型態，符合現代人養生復健需求，欣慰地是我們看到更多學員，因為八段錦功法調經理氣的加持，無論是接受中西醫療程的患者，總能在最短的時間內得到好轉反應，讓各種療法的技藝，更能得到充分的發揮。武醫八段錦更在105年列為教育部體育署傳統武術推展之重點項目。

本書是個人幾十年練功和推廣，集結出來的經驗，和學員印證、改善的結果的分享。同時，除了已出版的武醫徒手療法外，陸續會推出一系列武醫相關書籍，尚請大家一起參與並多多支持，讓更多的人感受和分享到這些難得的養生經驗，且以此做為一個傳承的志業，歡迎大家一起來做「武醫行者」。

【推薦序一】 導引養生盡在八段錦

教育部體育署副署長　林哲宏

　　第一次接觸八段錦是在博士班選修課程，只見教授動作柔和、氣型流暢、動靜相兼，如錦緞般優美柔順；可惜資質有限，所識不深，無法深切體會古人智慧與意涵。

　　某次機緣經同事引薦認識張振澤先生，也是中華六合精武協會創會理事長、文化大學推廣部武醫系列、台北市中山及文山運動中心武醫課程總教練。言談中了解張理事長畢生追求武道技巧，各種拳法無不精通，但仍敵不過運動傷害纏身，在精研八段錦後，重新找到武道追求目標，不僅藉此恢復健康，更成為八段錦權威，推廣十年有成，更具鴻鵠大志，誓將再啟八段錦這套傳統養身功法及傳統武術的新價值，完整編印成書，讓更多民眾達成身、心、靈均衡發展。

　　現代人生活忙碌，沒有太多的時間學習招數繁雜、難懂難記的拳法，而八段錦，只有八個招式，簡單易學，也不需特定的場地與設備，不必浪費太多體力，而且所需時間大約只有 15 至 20 分鐘，就可收到極大的效果，是一種既舒坦又輕便的健身活動。每回看到同事學習八段錦之後，展現自信心、正面思考及精神奕奕的神采，就該體認先人之創建及張理事長之用心，也開啟我繼續學習動機。

【推薦序二】按圖練功，祛病強身

聖約翰科技大學教授、哲學博士　毛忠民

　　振澤師父從小習武好武，年輕時，以參加各種比賽，來印證功夫的深淺、境界的高低，追求著身體極限的突破。曾代表國家參加「亞洲盃擂台賽」及獲選為世界盃代表，為師門、為國家爭取榮譽。

　　及長，心志更趨高遠，精研經絡、醫理、氣論，深化原有功夫的理論基礎，進而以「武醫」濟世利民做為盛年後的生命職志，全力推動配合調息及精展操的「武醫八段錦」，使每一位學員都能瞭解，唯有肌肉放鬆、骨骼正位、氣行經絡才能暢通無阻，再以八段錦內調五臟六腑，外活筋骨四肢，達到祛病強身的目的。經過一段時間的練習，幾乎每一位學員都能體驗到，自己身體的好轉反應及正向改變，造福了許許多多為痼疾所苦的師兄姐。

　　師父為推廣這套功法，讓更多人受惠，成立了「社團法人中華六合精武協會」，並在板橋開館授課，培訓教練，永續傳承。多年精研，這本心血大作再創新付梓。細心展讀，不難發現師父毫不保留、傾囊相授的利他苦心。從未修習者，若能反覆推敲，按圖操練，當能一窺堂奧；進階者則能溫故知新，循序漸進，更上層樓；甚至教練與行家也能從書中領略師父對八段錦的精要，毫不保留的無私呈顯。這本鉅著不但是師父心血智慧的結晶，更是其人格操守及生涯職志的展現。

　　內人與我有幸隨師父修習武醫八段錦，蒙師父啟迪教導，親見師父不厭其煩地為新進學員解惑，不辭辛勞地為身體違和學員整復，那種全心全力、無私無我的投入奉獻，感佩之餘，除了合十感恩及祝福外，已不知能再多說些什麼，看完這本書，或許每一位讀者也多少有類似的感受吧！

【推薦序三】 體驗到精氣神的協調

資深營養師、營養顧問、專業講師、生化工程碩士、
分子細胞生物博士候選人，聯安預防醫學機構營養師
林佳靜

「健康靠自己、生病找醫生」，一直是我在預防醫學領域裡不斷與所有病人分享的觀念。每個人的身體就像是座化學工廠，保持工廠順利運轉、製造出好的產品，最基本的要求便是——提供這座工廠運轉所需的原料，而我們經口攝取的所有飲食，便成了這些原料。但現代人飲食攝取的嚴重不均衡與過多的精緻食物、加工品，根本無法提供身體這座化學工廠基本所需的原料，導致現代人不斷產生各種慢性疾病、癌症等，成為最大卻最易為人忽略的致病主因。

何謂健康？包括了身、心、靈的真正平衡，良好的健康，必須來自正確的飲食、運動與生活習慣，聽起來像是老生常談，卻是真正能獲取健康的正途。總與病患不斷溝通的觀念是，如果身體不夠健康，那便會有生不完的病，藥物是最後不得不的選擇，即便是藥物，也只能幫助對抗疾病，但卻不能讓你變健康！因此，我總是身體力行著正確的飲食與運動習慣，獲知多年好友的張振澤師傅竟是武林高手時，自是不肯放過這難得的機會，懇請張老師親自指導八段錦。

身為一個科學人，相當佩服張老師能在課程中，如此精闢、正確地指導，深入淺出，我想在他的傳授之下，人人都能學會八段錦，每個細小卻重要的環節，都在課程中一一被提醒著，從來不敢奢望，有一天我也能親自體會到何謂「醫療氣功」？何謂「武醫八段錦」？

當氣場真的在自己的指尖流竄時，我想每個人都應該親自來試試這感覺！壓力是現代人的健康隱形殺手，壓力導致免疫系統異常、早發的各種慢性疾病與神經、荷爾蒙系統失調。正確習練八段

錦，可以體驗到精、氣、神的協調。這就是武醫八段錦氣功最特別和引人入勝的地方。

健康，是人生最寶貴的財富，健康這張「資產表」一旦負債，再多的藥物與金錢是無法作為償還的。醫生只負責治療疾病，但保持健康是每個人責無旁貸的，與疾病拒絕往來的最好方法，便是保持健康，恢復身體的自我療癒能力。

體驗與閱讀張老師的書籍與課程，將帶領您優遊健康的另一個旅程。張老師心血成書付梓，更有幸能為此書做推薦序。

【推薦序四】神奇功法，「深得我心」

心理博士、國立師範大學進修推廣部執行長　黃鴻程

個人最早接觸八段錦是在一次因緣際會下，由國中公民老師介紹，自己照著書上的口訣（雙手托天理三焦、左右開弓似射雕等）與姿勢圖，很認真的練了一段時間，但還是感受不到老師說的那種威力，所以就沒有再繼續練。

後來，在取得心理學博士學位的同時，因為學業壓力和父親病逝造成的情緒等問題，導致高血壓等身體警訊上身，這顯示我沒有足夠的時間去釋放壓力，讓我感到非改變不可。

雖然心理學和醫學早已證實，人在面對壓力、情緒時，身體會有一種抗壓力、抗憂鬱的自動調節機制，但我深刻體會到，由於長期缺乏運動、體重過重、飲食不節、生活失衡，加上年齡漸長，身體狀況今非昔比，導致在抗壓力、情緒調適上顯得吃力，顯然血壓只是表相的問題之一！

於是我透過健康營養專家林佳靜的指導，在一年之內減重 12 公斤、改變飲食習慣、建立運動習慣、調整生活作息；同時，我也刪減工作量，多參加瑜伽、太極導引、郭林氣功、大愛手等課程，也練習靜坐，讓我感覺到身心平衡不少。但這些我覺得都還不夠，因為，沒有那種「深得我心」的感覺！

直到佳靜又推薦我參加武醫八段錦的課程，讓我突然回想起前述國中時的這段往事，心想這也許是另一個機緣，於是就開始練習。這一次才明白，原來：

1. 練功不能只是看著書練，還要有老師帶領才可以：「雙手托天是這樣托的！左右開弓是這樣開的！」這就是張振澤老師和師資團隊的功力。

2. 武醫八段錦鍛鍊出來的氣與能量特別不同，所以醫療作用特

別強。

　　這樣練習下來，雖然只是初學者，卻可以很明顯的感受到那些氣的感覺（指與掌的麻刺感、熱脹感），及那股氣感是如何沿著身體內的經絡在走（從指掌向內走心包經）、如何心靜神寧、如何氣沉丹田等都讓我獲益良多。

　　這確實是一門深得我心的好功法，讓我更能夠去感受身體是一個整體，也可以感受到身與心也是一個交融在一起的整體，更可幫助我調整身心平衡。別得不說，開始練八段錦後，高血壓已控制得非常好。所以，要感謝張老師無私的分享與教導，讓大家都能夠有機會讓自己變得更健康！

　　張老師要出書，自然義不容辭地要挺身而出，為這麼好的功法和老師做見證和推薦，預祝本書大成功。

【推薦序五】武醫八段錦，疏通三焦，潤養臟腑

存德堂中醫診所院長、大高雄中醫師公會常務理事　鄭守雄

《難經・三十八難》謂：三焦『主持諸氣』。」《中藏經》謂：「三焦者，人之三元之氣，總領五臟、六腑、營衛、經絡、左右上下之氣也，三焦通，則內外左右上下皆通也，其餘周身灌體，和內調外，營左養右，導下宣上，莫大於此者也。」由此可知，三焦掌體內之氣的流動，也就是帶動身體內臟腑和筋絡的司令台；若能夠成功調理三焦、控制三焦的運動，就能夠控制體內氣的流動，主宰身體運行，到達健康的境界。

而《素問・調經論》謂：「五臟之道，皆出於營衛，以行血氣，血氣不和，百病乃變化而生，是故守經隧焉。」《靈樞・經脈》：「經脈者，所以能決生死，處百病，調虛實，不可不通。」只要透過三焦膜腠的流暢運行，就能活化五臟的氣血，使氣血在流通無阻，即可根絕百病，不受病害侵擾。

八段錦的功法鍛鍊在鬆緊中帶有螺旋伸拉，藉由拉伸與扭轉筋肉與關節，緩和的伸展脊椎，讓脊椎回到原本最為恰當的位置，進而使氣血流暢於三焦膜腠中，對五臟六腑經絡筋脈給予潤養，達到養生、強健身體、祛除疾病的作用。八段錦的招式對稱和諧，體現外示安逸，內實精氣，剛柔並濟，促使真氣在體內運行。八段錦的定靜作用和內臟按摩作用可疏通經絡，培元養氣，活血生津。長期鍛鍊可強健身體，聰耳明目，延年益壽。改善新陳代謝，增強心肺功能，促進血液循環，提高人體各個生理機能。

身兼中華六合精武協會與中華民族損傷協會理事長張振澤先生有深厚的武術造詣，為了讓普羅大眾能擁有強健的體魄、活得更健康更快樂，極力推廣八段錦與精展操，能使忙碌的現代人在不受時間空間的限制，即能透過此功法使全身經絡筋脈充分伸展、五臟六

腑得到潤養。相信透過「武醫八段錦」這本書能得到更多的領悟與
體會，提高身體素質，改善身體機能，增強防病抗病及抗衰老能力。
本書以全彩印刷來展示每一套動作的分解步驟，不會因只有文字說
明而顯得艱澀不明；而且步驟的分解十分精細流暢，初學者必定也
能輕鬆了解，一窺這門功夫的精要之處。

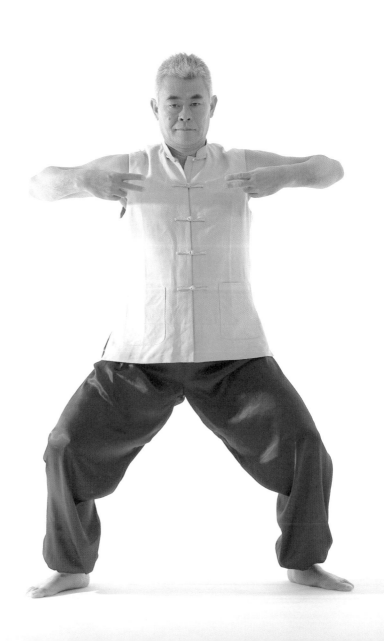

武醫八段錦

第一章

武醫八段錦常見 Q&A

　　由「精展操」加「八段錦」二者結合而成的「武醫八段錦」，是在有「功」的狀態下操作。其所產生的健康功效，可以從數十年來、不計其數的學員們，經由學習過程呈現的好轉反應得到實證。當然，在操作過程中，也會因每個人的身心狀況不同，產生一些個別性的特殊現象。

　　本章集結大家的練功心得，並分析背後的醫理，整理出 41 個學習過程中可能出現的問題或疑惑與讀者分享。我們深信，唯有建立正確的觀念，才能確保學員每一個動作皆有精準掌握到學習要領。在操作前閱讀 Q&A，可以先讓自己有心理準備，以便迎接意想不到的好轉反應。

一、武醫八段錦的特色

Q1：武醫八段錦和其他氣功有何不同？

武醫八段錦與其他的氣功課程最大的不同在於：武醫八段錦是「精展操＋八段錦」二合一的功法。

精展操有正骨及讓自體快速得氣的作用，是最基本的整復操，目的在於幫助學員將骨骼、韌帶、肌肉與肌腱正位。唯有讓這些軟組織都正位，身體才得以自然放鬆，並擁有端正的體格。

如此，身體更容易透過正確的調息操作而得氣，即從自體產生能量。當身體放鬆，氣感增強時，體內的廢物就會很自然地從深層往淺層移動，並被代謝到體外。如此既可以強化我們的免疫力，也會增加抵抗力。

而在華人各種流派拳法中，唯獨八段錦的每一式命名，是從經絡調整帶給身體的功效去命名。八段錦之所以被稱為「錦」，不稱為八段「拳」，原因就在於操作這套功法，必須配合輕緩從容的調息，把八式打得綿延似錦緞般的柔和滑順。

八段錦配合正確的調息術，能將其「功」在一、兩堂課的練習中被導引出來，身體的能量透過十二經絡，讓臟腑達到健康平衡的調理。

當然，八式裡每一式的定式，皆依骨骼肌肉的「式」，來對應十二經絡的「勢」，所可形成最大的效能所設計的，並非模仿動物或是防身自衛的反應動作來設計，因此功效特別好，被稱之為「醫療氣功」。

Q2：八段錦和太極拳有何不同？養生保健效果一樣嗎？

八段錦是中華武術中唯一依人體十二經絡所設計的養生功法，可說是專為養生所設計的功法，任何拳術只要將調息融入都是有養

生作用的功法，太極拳自不例外，更何況它還有攻與防的招式與動作，至於保健效果因人而異，有些人喜歡多功能，有些人喜歡單一功能，只要適合自己的功法，經常練習都是好功法。

Q3：武醫八段錦有什麼特色？

經「良導絡」儀器（一種經絡分析儀）的測試，可具體顯現出操作八段錦前後人體能量的變化。

由於每一個人的生活型態及體質強弱不同，測十二經絡時（肝、膽、脾、胃、腎、膀胱、大小腸、心包、三焦、心、肺），測量出來的能量強度不一，如高山平原般有高有低。但是在操作八段錦之後，十二經絡能量的高低落差，都明顯的拉近到一條平均的線，這可證明操作八段錦，能調整身體的平衡、陰和陽的協調。

當勞動器官能與支援（主藏精）的器官，維持在一供需求穩定的狀況下，人就不會因為每天勞心勞力的工作而生病。只要能在工作之餘，抽空操作一次八段錦，將身體各器官的能量做一次溝通協調，就能再度整合成為一個健康的體質。

八段錦的另一特色是：八式之間沒有所謂「步法」或「身法」上的過門動作，每一式都可獨立拆開練習或操作。每一式也都有針對性，在生理及經絡上去緩壓與提升能量。所以，八段錦可做基礎養生，更可進一步做針對性的強化，是一套因應現代生活型態下，最有包容性及務實性的功法。

Q4：練習八段錦有什麼好處？

八段錦和其他拳種相較，最大的好處是：只要做對，就會有相對應的得氣感。八式都有和其相對應的經絡，如第一式「雙手托天理三焦」，在細身（指人體看不到的，如氣的經絡或內分泌系統等）來說，針對的是內分泌系統，在粗身（指看得到的且摸得到的身體，

如肌肉、骨骼等）來說，針對的是全身肌肉骨骼的伸展，尤其是針對長期肩頸僵硬的人。

再如第二式「左右開弓似射鵰」，強調心肺功能。當我們推出劍指時，不但能促動心肌，更能擴大肺容量。因此，操作者應根據自身狀況來練習。若希望強化脾胃者，可以多練第三式；久坐、久站、久臥、或是久視者，可多練第四式。

前四式為基本的養生功法，較平緩；後四式彈性較大，可平緩的做，更可以依練習及個人的進度調整，讓自己有很大的發揮空間。

Q5：練多久會見效？

基本上見效所需的時間長短，因個人體質及健康失衡狀態而異。最重要的是，武醫八段錦所提供的課程能協助學員導出自己的能量，並藉此能量來操作八段錦，讓學員在操作每一式時，都會有相對應的得氣感，這是與一般功法最大的差異處。

十二經絡既能得氣，身體的病氣就容易由深層往淺層走，由臟腑往手足末端排除。滯留的壞氣被排出，身體相對地能快速吸收好氣，進而恢復健康。只要動作做對，很快就會有相對應的反應，這是本課程最大特色之一。

Q6：練習八段錦前，一定要做精展操嗎？

做精展操的目的是確定全身的七大關節與脊椎是否正常，就好像開車前檢查輪胎、車燈、煞車、機油等，基本上屬必要動作。自己的身體自己最清楚，若覺得狀況不錯，可以直接操作八段錦。因為以呼吸來操作八段錦就有伸展全身肌肉與靈活關節的暖身效果，以調息來操作八段錦，則功效自然顯現於十二經絡。

Q7：為什麼武醫八段錦都是素人教練？

　　一般人所認知的武術教練是坐科三年小成，七年中出，十年出師。但是八段錦無門派嫡傳，民間傳承九百多年，可見此功法的成熟度已卓然超越所有的拳路或功法。

　　武醫八段錦依八段錦的操作精要，以精展操導引，並要求每位領功教練都必須受過中醫基理徒手療法課程訓練，因而更能引導學員快速掌握八段錦精要，在最短時間發揮功效。

　　另外武醫八段錦是純粹的養生功法，無攻與防互動的競技武術，一個好功法即「簡單有效」，而非天賦異稟的人才能上手，成熟的功法加上專業訓練的教練就是它值得推廣的關鍵因素。歡迎有志於投身養生功法，傳授志業的素人教練共襄盛舉。

二、武醫八段錦調息的重要性

Q8：八式各是調理身體哪些部位？

　　八段錦在生理上的設計而言：

⊙ **第一式**：身體縱向伸展。

⊙ **第二式**：身體橫向伸展。

⊙ **第三式**：身體斜側伸展。

⊙ **第四式**：從轉動頸部去刺激大椎穴。

⊙ **第五式**：加強練功強度，下肢伸屈、骨盆與脊椎的轉動與伸展。

⊙ **第六式**：上下位，運用高落差的伸展，即前五式總結效果的再延伸。

⊙ **第七式**：以力引氣，將可能堆積於全身、被肌肉鎖住的滯氣，透過前六式完整伸展及運用丹田之力，將氣滯排出體外。

⊙ **第八式**：再做一次上下及四肢的緩伸展以收功，這是針對於肌肉骨骼漸進有序的伸展。

　　相對於十二經絡的通暢，是在於肌肉筋骨的放鬆正位，因此，第一式通理三焦。先把身體的下水道系統整理一遍，再來就是心、肺兩個供應全身氣血的主導器官。

　　第三式為脾胃，乃為人體自切斷臍帶後，營養吸收消化及運化的系統，繼之是緩解生活型態上坐久、站久、看久、躺久、走久的不適，然後強化排毒與固本的腎、膀胱。

　　前面的呼吸、消化、排泄等系統，全部經由功法整理過之後，才能有所謂第八式的「水火交融」，即代表全身的協調達到一定程度的平衡。如此，整個八段錦調理經絡、四肢與脊椎的自主性功法，等於做了一個最完整的基礎保健。其後再針對身體想要加強的部分再做單練，如提升脾胃的能量，就再多練第三式。

養身的最重要觀念是：先要求身體的全面性平衡，再強化局部性的能量，才不會捨本逐末，一味求表現，讓身體陷於失衡的亞健康狀態。因此，學習或操練一套功法時，一定要有明師解惑，才能達到真正引領功法的教學，而非盲從流行。

Q9：一定要一次打完八招？可以分開練嗎？

八段錦的八式是完全依著人體養生的觀念所設計。先通三焦，排除系統中的濁氣，強化心肺功能的氣血，基本調理好後才讓脾胃的吸收更完整，後天的系統調養後再啟動督脈的監督系統，繼之疏通關節與肌理，胸腔與腹腔的換氣，到排出體內深層的滯淤，最後以全身循環系統調理收功。

若可以一次打完一套完整的功法，當然是最好，若不行，當然也可單式操作。不過，還是建議單式操作完後再把八式順打一次，或是操作八式時對希望加強的那一式多打一遍，就如中藥方劑的加減方一樣。

Q10：八段錦在教學上，有初學進階之分嗎？

八段錦在教學上，會分基礎班及進階班。基礎班強調肌肉、筋骨放鬆伸展後，是否有回到正位。重點在「式」，讓四肢的肌肉筋骨都能到位，配合的調息，是最基本的四拍至六拍。

當動作已經熟練到可以順其自然的動，再進到第二個階段，把焦點放在調息的配合上，這是進階課程的重點。練到進階課程時會發現，第一、三式是專注於屏氣的功，要將氣往丹田區導引、存入。第二、四式所練的停氣的功，是調心、肺與督脈（監督百脈）的樞紐。

當這兩階段的學習都達到純熟的程度，再來就是看個人的修行是否能把「錦」的意義，用發自於內心的領悟，表現在肢體的動作

上。平時的練習，就調息而言，是可隨時隨地坐、站、走，甚至跑的時候都可練習。簡言之，只要有呼吸都能練調息。八式的動作，就身體的伸展而言，也是任意伸展。因此，八段錦是因應現代生活型態上，隨時隨地都可從不同角度進行練習的一套務實功法。

Q11：調息數要多少以上，養生保健效果最佳？

一般來說調息的練法都在第一式，如果屏數能過三個九，通常氣都會真正沉下中極穴，讓中極穴發揮最大的效益。

Q12：為什麼站著練習調息總是不順？

一般來說，人躺著時，身體會自然放鬆，當肌肉有如海綿般鬆了，氣就自然能走。多練習讓身體慢慢記憶起這些動作，站時就自然而然順勢操作。建議站時足跟貼牆，後腦杓與肩胛骨貼牆收下顎練習；甚至在肚臍下縮小腹綁條帶子（像當兵綁 S 腰帶的要領），吸氣時把氣壓入帶下的下腹部，也是一種方法。

Q13：調息時，把氣壓到中極穴和壓到丹田有何差別？

其實丹田只是一個聚氣的穴位，是武俠小說把丹田這個穴位捧紅了。我們體內的四氣 (宗氣、營氣、衛氣與元氣) 匯聚之後在中極穴進行「化氣」，將空氣的氣轉換成具有電磁力的炁，亦是身體將水氣化成氣的重鎮，功法自然要練到關鍵處。

Q14：調息時，腹部先於身體熱起來，為什麼？

如果把人體各部門的運作比做一台機器，那麼，腹部好像「鍋爐」，即從丹田到中極這段，人正常的體溫隨時保持在 37 度 C，即鍋爐隨時準備啟動身體的汽電供應系統。腹部有如身體的焚化爐，將代謝物集中焚化，靠排尿及排便排出體外。調息好像啟動身體的

鍋爐，所以是腹部先熱起來。

Q15：操練時配合調息，身體很快發熱，為什麼？

因調息的屏停讓產生於中極穴的「電磁力」遊走周身，根據西方醫學研究，屏停時身體會產生大量的殺手 T 細胞來清除體內的壞份子，練功時屏停的時間越久越好，但必須要量力而為。

Q16：操練時覺得氣不夠長，若硬撐著做會很喘，怎麼辦？

如果你所謂的「氣不夠長」指的是屏氣的時間不夠長，即吸氣時身體沒有放鬆或沒有輕緩從容的細呼吸（一點點、一咪咪的慢慢吸），可試著用數息數 101、102、103……逐步增加，慢慢來，功夫是不停地累積重複動作，千萬別硬撐著做。

Q17：精展操可讓身體變柔軟嗎？需要配合呼吸嗎？

精展操操作的目的，就是讓身體變得柔軟。從解剖學來看，人的運動都是靠四肢的協調與配合。肌肉的運動需要動力，而這個動力來自於食物，透過消化後的燃料，要讓這些燃料產生熱能，就是呼吸空氣中所獲得的氧氣。而血是讓身體的肌肉能源源不斷的得到能量，並將廢棄物排出體外。

所以，身體的柔軟度大多取決於身體體質的好壞，其主要原因就在於肌肉是鬆還是緊。假如肌肉的緊度是超乎常態，達到僵硬的程度，即氣血被鎖在緊繃的肌肉群中所致，也代表身體氣血的循環發生問題，肌肉得不到氣血的循環，那就更不用談人體最小的單位，細胞，是否能得到充分氧氣。

本書所介紹的精展操，目的就是在於沒有教練陪同下的放鬆與伸展，從放鬆狀態開始配合呼吸。一次放鬆一個部位，從頸部、上肢、胸腹到下肢，從關節的活動，刺激黏著在最靠骨骼的深層肌肉

群，藉以帶動靠近表層的淺層肌肉群。

　　讓肌肉處在配合完全呼吸的輕緩狀態下，才能促動被鎖死在肌肉內的氣血得到釋放的空間，而被逐步排出。如此肌肉才有可能放鬆，也才有所謂的「身體的柔軟度」。因此練習精展操的重點就是從內心而動的輕緩從容，帶動出完全呼吸的配合。

Q18：動作和呼吸無法配合，怎麼辦？

　　先練動作，等動作熟練後，再配合呼吸。原則上都是上揚手為吸氣，下沉手為吐氣。只要學會正確的呼吸，跟隨操作精展操的動作，放鬆肌肉、筋骨，就可達到復健的效果。

Q19：為什麼上課不是先教八段錦，而是先教調息和精展操？

　　八段錦是依十二經絡所設計的功法，經絡即氣所走的路，這個氣是無管路的，是循著體內低電阻的肌肉與骨骼接縫中循行，因此，關節與肌肉的靈活與伸展後的放鬆，才能將自體導出的「電磁力」（炁）透過正確八段錦動作導入十二經絡。

Q20：呼吸、吐納、調息都是用鼻吸鼻吐，為什麼不用嘴巴？

　　從身體的結構可以看出，全身重要的器官都有胸骨環繞保護著。唯有腹部，除了腰椎之外沒有任何防護，而腰又是身體最需要「動」的地方，是體內代謝物暫存區，而身體健康維護即「新陳代謝」的速度。

　　氣也是一樣，大家都用鼻子吸氣，但如用嘴排氣，只能將胸腔的氣吐出，最該排出腰部的濁氣就很難迅速排出。因此，養生功法的呼吸必定是鼻進鼻出，只有在比較特別的時刻才是用嘴排氣。

三、武醫八段錦的操練現象

Q21：為什麼武醫八段錦沒有收功動作？

八段錦的奧妙就在於每一式都有起承轉合的設計，且配合呼吸甚至調息的輕緩從容操作，因此不會有「氣」過於集中某處的現象，是啟動經絡系統的概念，而非集中某處的概念。故操作八段錦後測試量導絡儀器時，十二經絡的狀態平穩協調，而非高低起伏。

Q22：什麼是「好轉反應」？

操作精展操時，最容易出現的就是「好轉反應」。譬如操作時一直打哈欠、本來有的頭痛、偏頭痛，在操作時會更痛，或者初期勤練調息的學員，會有三到四天的腰痛期，這些都是「好轉反應」。身體的「好轉反應」，有可能在第一堂課就出現。通常最快三、四天，最久不會超過一個禮拜，即能將體質調整回來。

在練習八段錦的過程中，有時會有耳鳴及耳塞現象，那是清氣往頭上竄的正常反應。通常當身體有損傷時，會先有「痠」的反應，即因體內的乳酸堆積無法適時排出所致。再來是「痠痛」，也就是肌肉繼續排出的乳酸無法代謝，開始有「瘀」的現象。接下來是「痛」，這是當氧氣無法代謝乳酸，血液也開始會有瘀塞現象；再來是「麻痺階段」，即血液供不到該處而導致軟組織纖維化。當軟組織因缺血而逐漸惡化，即嚴重到了萎縮階段。

反之當「好轉反應」發生時，會依序逆向回復，從麻痺開始→有痛反應→痠痛→痠，直到恢復正常前會有「癢」的感覺。因此，只要了解身體組織勞損病程的反應程序，就不會對操作時產生的身體狀況有所疑慮。

Q23：操練第一式（雙手托天理三焦）時，為什麼要加強縮小腹和收下巴？

縮小腹縮到盡，自然而然提胸，拉出腰椎的弧度來。因提胸，胸椎直了，然後收下顎，把頸椎的弧度也拉出來，整條脊椎自然而然在正骨的體位上。只要骨頭正了，一層層掛在骨骼上的肌肉隨著緩慢的呼吸，放鬆，正骨、鬆肌、整個氣脈自然通行無阻。

Q24：打完第一式會想打嗝，是正常現象嗎？

那是一種排氣現象，積在哪個器官該排出的氣沒排出來，就由不同的管道排出，如嘴、肛門，甚至是四肢末端，所以是極正常的好現象。

Q25：為什麼操作第六式（雙手攀足固腎腰）會頭暈？

此即為何在操作八段錦前會先操作精展操的原因，精展操的前後鬆腰即是第六式的預備動作。通常有此現象的學員多半為頸部肌肉太緊，以致氣不上頭，因此，課堂上具有整復訓練的教練都會透過精展操來檢視學員的關節與肌肉狀況。

若買書在家自習，除了要注意周邊環境之外，第六式的操作可採循序漸進的方式進行，即做五次鬆腰旋體的動作，後仰拔背、鬆頸、鬆腰、拉直從 5 度、15 度、30 度到過 45 度，在可以接受的三度空間旋體角度進行，或甚至不要顧及角度問題。教練在教學時必須確實傳授功法，讓學員有努力練習的空間。

Q26：練習第七式（攢拳怒目增力氣）時拳要放鬆，但沒有用力的拳會有勁嗎？

東西方拳術最大的差別不在動作上的差異，而在施力上的不

同。西方人慣用肌力來打拳，著重於重量訓練，將肌纖維練粗，產生異於常人的重拳；東方人借重內力，講究拳著身後能灌入對方體內的「勁」，此即第七式要義。扭腰吸氣屏於中極，待腰扭到最緊後的反作用力瞬間將肩肘放鬆，讓氣能從化氣為炁的中極，透過上肢的動作暴走送出體外。平時練拳能去體內的瘀滯，必要時發揮意想不到的殺傷力，此即中華武術奧妙之處。

Q27：練八段錦會有運動傷害嗎？

八段錦跟運動最大的不同之處：八段錦沒有競賽的對抗性（如：角力、柔道、空手道、跆拳道）及時間數字上急迫的挑戰性（如田賽與徑賽），也無運動的局部性（如籃球、網球、桌球等，這幾種運動都有慣用左右手的問題）。

八段錦在最輕緩、從容的動作中，左右各一次上肢下肢及迴旋轉動，再配合調息，讓全身的關節與肌肉，都透過運動刺激經絡，由外而內，再由內而外，連成一氣，這會讓所有可能造成運動傷害的因素消失無蹤。

Q28：練功時，手會麻麻刺刺的，正常嗎？

操作八段錦時有熱脹麻刺現象即是得氣現象，亦即功的反應。若非操作八段錦，而是活動時有麻刺就該檢查是否是神經被壓迫後的反應。

練功時，手會產生熱、脹、麻、刺等四個階段現象。其原因就在於身體必須放鬆，唯有身體放鬆，對活動所需的耗氧量才會減少，而此時又能做好完全的呼吸，會造成吸氧量大於耗氧量。即「息」的產生，而「息」又透過練功的動作將之存入丹田，就是人體的「發電廠」。

當身體的電能充足，肌肉又處於放鬆狀態，四肢末端極很容易

的感應到熱、脹、麻、刺感。「熱」即身體產生熱能，但並不像氣球般會相對的將體積擴大，因身體沒有變大，所以，熱能在體內受壓，開始轉換成能量，就會先有脹的感覺，從熱能轉換成能量時，就是一種麻刺感，一種觸電的感覺。

手會較腳更快得氣，原因在於上肢的肌肉群雖多，但不如下肢肌肉群的厚實，因此上半身較下半身容易放鬆，這也是手較易有熱脹麻刺感的原因。若將下肢肌肉群放鬆——即把腿筋拉開，腳趾部也會有相同感應。因筋經與經絡的走向相同。放鬆即可過電，讓能量通過。

肌肉過度緊實無法過電，能量無法貫通臟腑與腳趾末端，身體循環就容易失序及失衡，所以才會有「練拳不練功，到老一場空」的名言，而練習武醫八段錦即為一種可感應熱、脹、麻、刺過程的好功法。

Q29：患有五十肩，還可以做肩關節相關動作嗎？

五十肩是一個通稱，所有肩關節活動受阻的狀況都被稱為五十肩。從損傷的角度，須找出造成肩關節活動受阻肌肉最上層的三角肌——在與肩頭平舉上下 15 度會有痛感，或旋轉手臂會痛的崗上崗下肌，或是手必須拉高而受阻的大小圓肌，甚至是肌腱的磨損等，此時即是配合調息的重要時刻，動作要緩慢配合呼吸，在反應稍痛帶痠處進行停氣與屏氣，重複幾次就會有改善。

運動時會有痠痛現象而造成活動受阻，表示肌肉有勞損的氣滯現象，反應的是痠，而氣滯不處理到痛代表肌肉已經有瘀血了（不流動的血），另稱沾黏。不動當然可暫緩痠痛的擴大，但對復健並無幫助，且不動的後果是肌力日漸萎縮，建議請教復健師或專業訓練的整復師，配合專業做復健。因為每個人的生理狀況及體態不同，千萬別勉強自己。

Q30：為什麼不能做 360 度的轉頭動作？

若頸部已很緊，也就是頸椎的椎間盤被頸部肌肉緊縮失去該有的活動空間或間距，在此狀況下進行旋頸的動作很容易磨損到骨骼本身，而被磨下的骨粉就容易堆在椎間盤形成骨刺。

每個椎間盤都是神經根的伸展位置，如椎間盤被壓縮到壓迫的神經，上肢會產生麻痛感，若在第五孔則有上麻下癱的危險（上肢麻下肢癱瘓），所以，在頸椎部肌肉很緊時做 360 度的轉頭動作極危險。

Q31：膝蓋不好，可以做往下蹲和旋膝的動作嗎？

若是膝蓋不好，沒辦法蹲馬步，那就不要蹲。動作是靠肌肉的收縮伸展來活動，若下蹲或是旋膝都沒有痛的生理反應當然可以活動，而當損傷後也只有靠正確的復健動作來復健。

Q32：對減肥的功效如何？要練多久才有成果？

肥胖在中醫基理來說是體內淤與濕的存積，武醫八段錦最主要的作用在於通經絡排淤濕，若操作得法是可控制體重，亦即過與不及都能透過八段錦功法的保健而讓體重回到正常的標準。

Q33：有時打完一套八段錦後，感覺兩腳特別痠，為什麼？

因下肢的肌力不夠，慢慢練習就會強化。

Q34：打八段錦時一直想放屁，應該要忍住嗎？

能 hold 住等這一式打完到空曠無人的地方排出，這是做人的高貴品德。若當場排出則是真情流露。

Q35：做精展操的前鬆腰，站起來時頭昏昏的怎麼辦？

檢查頸椎的肌肉群，並遵照教練指示，以氣提身，緩緩地隨著細入的氣將身體打直後再抬頭，而非以頭領身的起來。

Q36：為什麼愈練愈虛？

在過去教學的經驗中，不曾發生過此情況。一般來說，只要動作正確，身體都會立即給你一個相對應的反應。因此，想要改善自己的體質，讓身體變好，要從一點一滴的練習中慢慢累積。

若一開始做某個動作時，你會感覺很不舒服，就必須去了解原因，且立即告知教練，並做充分的溝通，查看是沒掌握好動作要領，還是身體暫時的冥眩反應（即好轉反應）。

Q37：剛開始做精展操時身體僵硬，做後放鬆，但回家後痠痛，為什麼？

若配合呼吸及教練所指導的要義來做精展操，基本上是感覺舒服靈活及伸展開的，但若還不太懂掌握精展操的要義，而是「用力」來操作精展操，就會有此現象，此為練功過程中所稱之「換勁」，主要是因身體原本習慣用力來操作的各動作累積的乳酸開始排出，等慢慢放鬆配合呼吸來操作精展操後，緊繃身體開始有彈性，尤其是關節處，就不會有此現象。

Q38：哪些人不能練八段錦？

有些學員在初學時，會詢問自己的身體狀況如脊椎側彎、退化性關節炎、骨刺、筋骨僵硬、腳無力或無法久站等等是否能練習八段錦？針對這個問題，我們常會開玩笑的說：只有不能呼吸的人不能練！人只要有一口氣在，就有機會從調息和練功中改善體質。

請放心，任何人都可以練八段錦，也都會有功效。這是因為在練功中，各部位的軟組織皆可運動到，並獲得充分伸展，增加血液循環，改善上述狀況。所以，沒有不能練功的疑慮。男女老幼都可練習，這是一個不分性別、年齡，且隨時隨地可練習的功法。

當然，在操作時有一個重要原則，就是要量力而為。動作能做到什麼程度不會感到疼痛，就先做到那個程度，自己身體的反應，自己最清楚，隨著練功的次數增多，許多原本做不到的動作，會漸漸可以做到。只要動作對了，掌握重點，身體自然會有改善。

若在某個動作時會感覺到痛就先暫停，可能是因骨骼、韌帶、肌腱或肌肉有所損傷；或把該動作的操作角度控制在會有痛感的臨界點前，再透過不斷地練習，強化該部位的機能，也可達到整復的效果。

Q39：一天當中的最佳練功時段？或不適宜時段？

古人有所謂「練子午功」的說法，就是午時陽氣最旺，子時陽氣將起時，在此陰陽交替時練，或配合著十二經絡輪值時來練，如早上七點練第三式「調理脾胃須單舉」，因為此時走的是胃經。然而現代人生活忙碌，需要配合的事太多，不太可能常態配合時間來練。幸好，八段錦屬於定步的動態氣功，只要選擇早、晚空檔時間，避開飯前飯後半小時，心情放鬆的時刻，跟自己的身體交流一下即可。

練功環境盡量選擇最接近大自然的場所，如負離子豐沛的地方，或樟樹、松樹、柏樹林等芬多精多的地方。如果是在室內練功，要注意空氣品質，必須保持空氣流通。若覺得不舒服，調息時心就靜不下來，更別提練功了。當然，最不宜在大風下、對著空調出風口練功。

四、為什麼要花錢到武館學

Q40：市面上有很多「八段錦」，誰才是正宗？

八段錦流傳久遠，已不可考，因此原創到底為何，沒有公定的版本。但就是因其功法有針對經絡的獨特性，而被廣為流傳。其所依據的八個定式，其實就是操作該式時的骨骼肌肉位置，相對於體內的其中一個或幾個經絡時，是最易產生能量的。

當身體從常態的自然站立，運動到該定式的過程，往往就各自從自己成功的體驗中，去做整理及調整。而每一定式是否針對每個人都是最能感應到氣感的，也會有些差異，但主體性是一致的。

所謂「師父引進門，修行看個人」，師父教的是自己成功的經驗，希望藉由教學過程，讓學員在最短的時間內，達到一定程度的功效。學生學會後，想要成為自己的功法，就得用心去體會及感應，以便於調整出對自己最有效的功法。因各人的體質、生活環境及面臨的挑戰不同，所需當然有所不同。能量平衡的過程，必須自己能去體會並調整。

八段錦就動作來看，因為每位師父的歷練與詮釋角度不同，會出現動作上差異，過去如此，將來也必定如此。我們該知道的是：動作細微處，是因應個人得氣的感應來調整；我們該講究的是：八式所蘊藏的含義及針對的經絡調整。然而無論哪家哪派只要操作時有功的產生，能符合《黃帝內經》的基理，迅速將寒氣與濁氣排除都是正宗。

Q41：公園有很多人免費教授養生功法，為什麼要花錢到武館學？

一般人都會認為，只要有好的功法及認真教學的老師，就一定會有成效，不論時間長短，總有一天可學會。然而「無常」是沒有

明天的，若自己或親友身體發生狀況時，你也這樣想嗎？更重要的是，你現在練的功法、花的時間及精神，是往正確的路上走，還是另一個會造成運動傷害的習慣正在養成？

協會就是一種品牌，也是一個法人組織，必須承擔社會責任，並為其教學推廣負責任，若教學品質有問題，都有該盡的義務及責任。其次再好的教材，也必須要有管理模式的配合，才能讓學員在最短的時間，比如一、二堂課的練習時間，就有好轉的反應。

所謂的「管理」，就是以團隊的力量，依學員個別體質、體況，配合適當與正確的課程，讓學員在短時間，於身心靈上都得到滿足及獲得超乎期待的效果。何況八段錦在大陸被稱之為「醫療氣功」，其一招一式的教學，都必須配合醫理，一套好的功法，若其定義是在於保健養生，必須符合醫理。

表面看來，上課的是個人，但在這堂課操作的同時，有一個團隊要事先備課與課後檢討。這個課程服務團隊包括以下四個領域的專業人士：領功助教、查功及談功教練，以及課程管理、整復師等。領功者即帶領學員做出標準的動作及提點改善；查功及談功教練就必須具備損傷的專業經驗，能從學員不正確的動作中，判斷出學員可能有的損傷體況，並予以溝通、討論及調整；課程管理則必需詳實的記錄每位不同體質學員的「功程」進度，提醒回家的功課及好轉反應的變化；整復師即針對學員體況，做出逐步改善的計劃執行者。

學是一回事，再好的功法也必須要不斷的練習，才能練出屬於自己的養生習慣。唯有改變生活型態，才能真正達到改善體質的目的，這是給大家最真誠養生保養的建言。

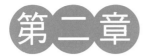

第二章

武醫八段錦的 氣與能量

　　氣功從來就不是只有練武的人才練得成的功法，凡是只要是有呼吸的人，配合中醫基理的養生觀念及簡單的操作，自然就能從呼吸練成炁功。

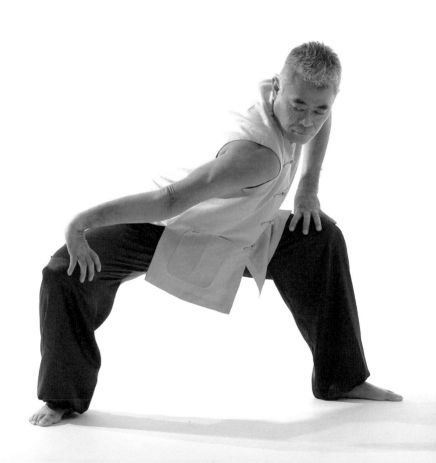

一、武醫氣功傳承悠久

八段錦是一套源遠流長的健體養生功法，被醫界譽為「醫療氣功」，其效能也確實有效，只要跟著配合調息來「運動」，就會有相對應的好轉反應出現，也是讓身體保健與復健的最佳選擇。

武術講師承，無論哪一門派都有其祖師爺，任何功法也都有其宗屬或一脈相傳的淵源。唯獨八段錦，不屬於任何門派，也沒有被明確的記載為何人所創。

傳說楊家將所創

有人說八段錦是楊家將所創，因為相傳楊氏一門忠烈、正氣凜然，凡不為奸人所害者，都能活過百歲，成為人瑞，這除了是因其一門傳承的忠義精神外，更因楊家有套代代相傳的養生功法，這套獨門的功法據稱就是「八段錦」。

傳說岳家軍所創

更有人說，八段錦是岳家軍所創，據稱岳家軍所向披靡，日夜行軍不覺勞累，就是因為他們在馬背上練就八段錦。縱觀八段錦的八式動作，全都是以定步操練，即腳步不移動就能操作，所以，這樣的傳說也不無道理。

不管其歷史究竟為何，八段錦就這樣一代一代地被流傳下來。之所以能成為流傳久遠的健體養生功法，先決條件就是這套功法必須是真正確實有效，且無論是誰去詮釋這套功法，只要跟著八式來「運動」，就會有相對應的健康好轉反應，這就是「八段錦」。

（一）八段錦奧妙在錦

不知大家有沒有深思過，為什麼八段錦會有個「錦」字呢？其實這個字正是本功法的精義所在。怎麼說呢？

因為這套動作本來就是希望操作者在操演時，能以意領會其有如錦緞般絲滑柔順的動作，及配合綿綿不絕的調息而來。動作不僅優雅，更能展現出深層的調息蘊勢，讓觀者都不得不為八式如錦般的神韻及所散發的綿延之氣而動容。

八段錦簡言之，就是由八段動作所組成的一套「錦法」，而不是一般所稱的拳法。這八個動作不只可以連成一氣，更能分別獨立操作，且每一式的設計都能伸展肌肉及相關的軟組織，協助骨骼正位，有利提振經絡，達到內調五臟六腑，外能靈活四肢的基本目的。

（二）為何加上「武醫」

為什麼要在八段錦前面加上「武醫」，成為「武醫八段錦」呢？

因源出少林的六合門，在操作八段錦前，都會先施做一段精展操。而操作精展操的目的，就是要讓身體的骨骼正位。因為唯有讓骨骼正位，依序排列在骨骼週邊的穴位，才能連串出穩定的經絡。

經絡即氣所循行的路徑穩定之後，藉由骨骼如山形肌肉、如地勢的八式定式動作，所導入各正經的氣，運行才能暢通無阻。以達到滋陰助陽，培元補氣，調理腑臟的目的。

因此，結合精展操與八段錦兩者互補的功法，稱為「武醫八段錦」，即因為這個經過增編的功法，補足了原來功法對於現代人或缺的部份，成為最適合初學者、不常運動，不喜歡運動的人皆能輕鬆入門的運動，且不失其迅速有效的特色，成為現代人養生保健最佳運動。

（三）最健康動態氣功

現代人統稱的「氣功」，在古時稱之為「調息術」，即運用呼吸調節身體與天地間互動，以達成夜能透過深層的睡眠以滋陰，日能以正確的呼吸運動以補陽，成為滋陰補陽的一種功法，所以古人

所稱的「調息術」應較為正確，不過，「氣功」兩字廣為現代人通稱，沿用亦無妨。

練氣功需明師指引

至於氣功的分類法很多，但大致可以分為二類：一為靜態氣功，一為動態氣功。顧名思義，兩者最大的不同，就是一為靜坐，如打禪修鍊；另一種則是藉身體運動來導引氣機運行，如：太極拳、五禽戲等，而武醫加上八段錦，是其中最符合現代人的動態氣功。

動態氣功與靜態氣功在修習時，最大的不同是靜態氣功靠意念引導氣機，而動態氣功則以動作導引。其實這兩個練習氣功的方式並不相違背，隨個人的習慣及接受度而有不同的方法，可以先練靜再練動，當然也可先練動再練靜，或是動靜同時相輔相成皆可。但無論怎麼練，最好能有明師指引。

因為一套好的功法，只要掌握要領，就能立即帶給身體相對的好轉反應，這個反應會隨著個人的體質及可能有的病灶而有所不同，如有明師的指引或事前提醒，效果會更加顯著。

（四）八定式攸關經絡

屬於動態氣功中的武醫八段錦，根據諸多中醫的說法顯示，因八段錦的各式功法和傳統中醫的經絡學息息相關，如能精準的詮釋武醫八段錦各式操作要領，就能從經絡學來應證其對人體能量的調整效果。

武醫八段錦的八式，是以經絡為主軸而設計的八個肢體定式，並透過調息導引能量，行走於任督二脈和十二經絡。

第一式　雙手托天理三焦

兩手相扣，鬆肩肘，形成一個手圈的定式，此手圈之陽面（受背側），是三焦經的路徑，擺在第一式的目的，即先將負責疏通身

體輸運精微物質，與排出各器官消化精微物質之後的耗廢物的通路打通。

第二式　左右開弓似射鵰

雙手做拉弓動作，同時吐氣，伸出劍指之手，於停氣時回扣為定式，即藉由劍指的回扣，激化到手三陰經（心、心包與肺經），然而心主火，為不調及心火過旺，因此採用馬步，將兩腎之間的丹田區拉開，以停氣激化督脈，引腎水而上來平衡心火。

第三式　調理脾胃須單舉

其定式為上陽手（上揚起之手）下陰手（下按掌之手）的屏氣態，陽主升陽之肝氣，陰主肅降之肺，藉肝與肺的上升與肅降，配合屏氣走任脈來活化脾胃經絡的導引。

第四式　五癆七傷往後瞧

純練其監督百脈之督脈的大椎，大椎為小週天最難過的一關，只要此關一過，任督兩脈即能相匯形成一個既能協助生長發育與強化體質的任脈，又能監督百脈及鞏固全身資訊系統的督脈。因此，它的定式為轉頭縮腹的停氣態。

第五式　搖頭擺尾去心火

此式為藉著上肢與下肢的伸展，除了活化關節外，並能伸展到上肢、下肢與脊椎的相關肌肉群。正符合經絡之內屬臟腑、外絡肢節的特性。

因此，前胸章門穴為五臟之會穴及背上各臟腑之俞穴，必須藉定式的屏氣態而內蘊陽氣於各穴。

第六式　雙手攀足固腎腰

全身重要器官皆有胸骨及肋骨圍繞所護衛，唯有腰椎段，完全

沒有骨骼的護衛，其目的就是要此段完全藉由運動與伸展，將腰椎段主排洩的各器官，盡快將廢棄物排出體外。

因此，以手指引身體旋轉，將循行於背的督脈與腹部的任脈，配合一吐一納的調息，充分的運動到，是暢其五臟六腑經絡的絕佳設計。

第七式　攢拳怒目增力氣

此為八段錦中唯一有快動作攢拳的一式，主要目的：引丹田之氣，迅速透過手的攢拳引而由指腹發功。這為上用，而雙足採馬步，以雙腿瘓為原則，即為促使雙趾能抓地以引地氣。此為下採上用之式。也是練功武者必練之式。武醫八段勁的各式，就是依此為導入。

第八式　背後七顛百病消

此式強調按掌的火穴「癆宮」與踮腳的水穴「湧泉」，能在調出息的屏氣態做交融。因此，屏氣數息數，以七為代表多數的意義，在此式彰顯。身體要能引水汽化上升，又能將排除物肅降成水，形成一個新陳代謝、循環正常的機制，除百病消之外，更重要的是百病無立足之生機。

經脈是體內氣所走的路徑，和血液走的是血管同理。武醫八段錦功法的操作，是結合身體肌肉伸展及骨骼正位，在熟練肢體動作後，配合調息，啟動體氣（身體能量）的發生，使全身的經絡能暢行無阻，大幅增強身體自癒力，以達到強身健體、延年益壽的終極目標。

人的十二經絡要暢通無阻，就必須運用武醫八段錦，使其內屬腑臟（五臟六腑）、外絡肢節（四肢及關節）、行血氣、營陰陽、濡筋骨、利關節，整個體質才會立即獲得好轉反應，進而迅速得到改善。

經過近千年的流傳和不計其數的印證者的高度肯定，尤其是醫界或科技界等各行各業，更加證實了它無可取代、不同凡響的地位。

（五）動得健康靠氣動

一般講到健康，中醫的認為指體內五臟六腑的相互協調，使新陳代謝運作功能維持正常。而人體養分與氧的運送，靠的就是血液，各器官乃至各關節運作的潤滑、協調，甚至排毒等，靠的是津液，而血與津液循環各器官，供輸養分的原動力即「氣」。

許多人都說，活著就是要動，其實健康的動，就是讓氣動，而不只是讓肢體隨性地動。更有甚者，若是在挑戰人體工學的狀況下來動，極易因為動而動，造成運動傷害。

年輕時因肌力、關節都處於活潑且充滿能量的狀態，同時也較無太多的生活壓力，因此，做一些競賽及對抗性的動作，可以當作適當刺激，反而有助於強化身體。

隨著年齡的增長，身心及精力要關注在生活、工作上的事物太多，所以，在面對運動的態度及觀念，也要從爭勝追求第一的自我要求，轉換成保養身體，進而為下半輩子的健康做長期抗戰的心態。

因此，要活就要動這句話，就要換成「要活，就要動得健康」才是。一副好身體，就等於是一座青山，留得青山在，不怕沒柴燒。

在每個人的人生賽場中，大家總是要游刃有餘，不必為了爭一時之氣，而失去布局全盤的機會。所以，「動得健康」不僅是一種生活態度，還是正確的養生觀念。希望大家一起運用武醫八段錦，達到動得健康的目的。

二、武醫八段錦富能量

人體健康是自體的血、水，在氣的推動下，形成良好的循環系統，建立一個基礎的健康機制，再應對四季節氣的變化而活動，即人與天地和諧相處的健康態，這也是武醫八段錦能成為「氣與能量的代名詞」的原因。

（一）練八段錦做上醫

中醫常說：「上醫治未病，中醫治欲病，下醫治已病。」但是現今社會無論中醫或西醫，都是專精於「下醫」技術的研究，即當人身體發生異常時，對於生活起居的影響越大，積極尋求外力治病的動機才會變得強烈。上醫是「治未病」，幫助大家在還沒健康失衡、產生病灶前，就能及時調整體質。

無論上醫或下醫，對於論治而言，只有兩種情況，一是醫得好，一是醫不好。無論好與不好，除醫師的經驗外，其實最重要的就是醫病關係的建立、聆聽、溝通之後，產生的共識與互信，以及雙方都用心來投入的過程，那才是「醫者」，無論上醫、下醫，都該具有的專業態度。

話說回來，本書所提的武醫八段錦是醫療氣功，只要持續練習，讓全身氣機流轉不休，能量源源不絕，自成一個小宇宙，百病不生，不就等於是自己做上醫！這可比去看上醫還要高明好幾倍。

真正夠專業的醫者，就是在最淺顯的論述中，讓患者產生共識，而非盡靠聽不懂的專業術語，搞得病患似懂非懂。醫者若是只知醫病，而不懂如何與患者溝通，那就是自己念了半天醫書，還未徹悟其理，從實務中內化的技術，還正在發酵，並未轉換成藝術，這是下等的醫者。

科學的研究與精進，在於讓人類的生活更為便利，但又不失人性。因此，無論中、西醫，或是上、下醫，最重要的就是，運用科

學的研發態度，讓人類在享受生命的過程中，能隨時將體質保持在一個健康的穩定狀態，萬一身體與現實有所衝突，不得已在取捨間，讓健康暫時失衡後，也能及時調整回來。

八段錦被醫界譽為「醫療氣功」，足見演練這套功法的效能是相當卓著的。倘若教學者或是操練者本身在學習這套功法前，能先根據科學方法將自己調理好，其效果將會更加顯著，這才是科學醫病對每個人最大的貢獻。

（二）中醫講順應自然

中醫與西醫的最大不同是在於中醫是觀察人與天地之間的互動，所形成的一個醫學系統，看到的是一個整體；而西醫則致力於專業分工細化，所以會有點或線的侷限。

「氣」代表能量

人與天地之間相互對應，以取得協調平衡，能自在生活的媒介就是「氣」，人與動物靠氣的供應賴以生存，植物也是靠氣來行光合作用發芽成長。

氣代表著「訊息」用以自身調節（氣溫、氣壓及濕度），也代表著「能量」（西方研究代表的「生物電」）用以與大環境和諧共生。因此，除了人有能量之外，萬物也皆有能量。

舉例來說，當我們在練習調息到能自發能量的程度時，若以雙掌的勞宮穴去對應樹，就可發現雙手的勞宮穴會有熱脹的感覺，而十指指尖會有蟻走的麻與針刺感，那就是我們的氣與樹的氣在進行交流，也代表著我們人體與自然界可以氣來做交流。

順應節氣調身心

人的健康並不能以獨善其身的態度來應對，凡事都必須在共同生存空間中相關事物的相容、共識與新陳代謝的交流，才能獲得最

大的活動空間與身心的整體平衡。

因此，當一年四季、重要節氣時，大環境在變，身體也必須跟著從體溫的調整，與陰陽的協調來應對。例如，夏季應是活動力最強的時候，我們就該有適當的運動及流汗，把身上的積毒排除，因「陽」代表著活動與活力。

人不可能一直都在動，而不停下來補充及儲備能量，因此，冬天就必須讓身體靜下來整理、修補，因「陰」代表能量的儲藏，蓄精養神。

春、秋則為夏、冬，陰陽兩極的轉換季節，讓陰與陽的協調轉換，能在自然協和的循環下生生不息，因此，陰陽雖為兩極，但它是相輔相成，而非以相對而論的。

經絡運行須順暢

「健康」即是自體的血、水在氣的推動下，形成一個良好的循環系統所建立的健康機制，再應對四季節氣的變化，做出動、靜、坐、臥等活動，此即一個人與天地和平相處的最佳健康狀態。

因此，中西醫最大不同處，就在於對「氣」的研究，而中醫論治最重要的基礎理論就在於經絡學，即氣在人體內循行的路徑。每一條經絡在內都對應一個器官，而循行到四肢末端。

人體有十二條經絡，即對應著心、肺、肝、膽、脾、胃、腎、大小腸、膀胱、心包與三焦。這十二經脈都會在手足末端，產生高於一般穴位的電磁力，來導引其經絡的運行，顯現運行是否正常，因此才會有六條手經及六條足經。

能被太陽照顧得到的稱之為「陽經」，無法直接被太陽照顧到的就稱之為「陰經」。

武醫喚醒自癒力

人會生病或產生病灶，除因外力的傷害造成損傷外，在中醫的

醫理來看，就是因風、寒、暑、濕、熱、燥、火等七個大環境氣節變化下，人體失去與之互動的協調，造成了循環的阻礙和相關問題，因此稱之為「七邪」，及七種病痛的來源。

一般中醫論治，都會採用中草藥來喚醒人體形成良性循環的自癒力，或再以針灸的虛補實瀉來調理經脈。

而在武醫（用練功改善身體健康）的論治上，我們期望的是人體靠正確的身體運動，讓病灶之氣由深層往皮膚的表層排除，由五臟六腑往四肢末端排出，讓武醫八段錦的動作，喚醒人體的自癒力，協助復健及強身的目的。

武醫八段錦經過千百年下來無數實際驗證顯示，其對人體不會造成運動傷害，又能符合人體工學、運氣與用勁的方式。武學運動與醫學經絡的本質，也都是在復健與強化體質，本就是一體兩面。

因此，武醫的概念與實行是現代人脫離文明病，又不用被藥物糾纏的最佳途徑。

西醫講數據理論

西醫的基礎理論，是建立在對人的大體解剖上，在現代稱之為「生理解剖學」，因此凡事都以眼見為憑，以數據為實，如心臟有多大？多重？如何跳動？一分鐘能跳幾次？一年跳幾次到一生跳幾次？血管有多粗多長等，都由精密的儀器測量、記錄，用以提供研究。

如現代 FMRI 功能性磁振造影設備（可記錄血液的變化）、MRI 3D（三度空間高解析度）或是 PET 正子斷層掃描（研究活體變化），都有助人體與疾病共存時，採下完整的紀錄。

西方醫學所謂的「解剖大體」，都是針對已沒有氣息的死者，因此，對推動人體血液與津液循環，促使身體新陳代謝最重要關鍵的「氣」，則疏於研究。

所以，西醫大都只能記錄到身體局部發生失衡的變化，而這樣

的變化，又必須經過病體的取樣，培養出抗體及臨床實驗後才能施治。

因此，對於真正的病因，自然就無法巨細靡遺地做長期的觀察與研究，難怪會被人視為「腳痛醫腳，頭痛醫頭」的侷限性方式；同時更習慣性地以暴制暴，運用更強的藥物注入體內，殺死現存的病體，但這樣的過程，又創造了更強的病體、抗體，以致不斷地各自精進演變，對根治疾病並無積極的作用。

不過，西醫所著重的實驗、資料蒐集、歸納和分析等方式，則可以靈活搭配，活用到中醫和東方醫學，對人類活體與大自然共存，相互關係的長期研究中，進行支援、印證的工作，達到氣功科學化的成就。

尤其對武醫八段錦這樣的醫療氣功，能夠經由數據化、證據化的過程，讓兩者合作，以證實武醫八段錦的卓越效果，可說是一種最好、讓大眾更為認識和認同武醫八段錦的方式。

三、激化經絡心神合一

練武是一個用自己的內心，與身體互動的過程。八段錦與所有武術套路最不同處，它是依人體經絡的運行，配合調息，複雜綿延的脈絡，僅只以八式的設計，就能盡攬群雄，協而為一。而非依人體四肢運動的防衛與攻擊來設計。

因此，八段錦的靈魂，不只是在肢體的演釋、吸睛，而是必須更深層的練到運動的吐納，與定式的屏停，從「息」來激化經絡，對身體所反應的氣蘊神情。

記得年少輕狂，練武時，追求著拳腳於瞬間爆發的殺傷力，與身體因應對手所變換的速度上。但在過程中，從最簡單的攢拳、側馬攻擊等，若不能氣沉丹田的式式分解，如同細嚼慢嚥般的內化，逐步練成行雲流水的動作。心的躁動，永遠會讓自己無法面對在肢體練習上一次又一次的挫敗。

因此這樣的練功過程，就是一種在書本上永遠學不到的「抗壓力」及追求成功的毅力！成功不必追求做大事，從自己肢體的控制與協調上，就能不斷練習及建立一個成功態度。

（一）功法簡單又有效

八段錦的功法，相較所有武術的動作而言，就只有「簡單有效」四個字可以形容。因為只要掌握重點，把簡單的動作，配合吐納運動起來。

在定式上，從肌肉的緊伸到鬆展，來支應屏停的運功。每一次的操作，只要用心去做，自然就能感受到全身經過一天操勞、損傷之後，被照顧到的感動。是一種靈魂甦醒後，與身體的溝通。

令人感動的不只是溝通，而是能針對身體的勞損，進行自癒與復健。當自身擁有了小宇宙的能量，自給自足時，很自然的，就能開始與天地的大宇宙互動接軌。

從一個無所不用其極、利用身體換取生活品質與社會地位的過程，轉換到怡然自得的安貧樂道，豈是言語所能表達。

（二）練功之前先靜心

在練功時，必須先把心靜下來，即氣沉丹田，才能在單調的重複動作中，感覺出身體的節奏，把身體的動能，在沒有負擔及壓力下發揮到最大！

因此在練武的過程中，首要的就是練心。師父所教的，不只是用肺或鼻子來呼吸，更是如何用心來吐納，進而達到調息及導引的境界。

同理，身為一位師父也非教學員僅用手練拳或是用腳踢，一樣是要用心來教，學員才懂得用心去練。所以教動作的是教練，真正教心來用拳腳、來修心性的才是師父。

現代人常有壓力、飲食不正常、失眠、頭痛等問題。功法若不能迅速與自身形成良好的互動，並將練功融入生活中，再簡單的功法也很難被堅持，更難練出心法。

四、武醫八段錦的調息

在開始談調息之前，必需先瞭解何謂「調息」？並清楚的知道調息對人體的重要性，如此，才能明白如何做到真正的調息。

（一）氣滯是病灶起因

任何一種宣稱具有養生效果的功法，無論型式為動態的太極、五禽、瑜伽，或是靜坐、打禪等。首重的一定是與呼吸的配合。更專業的說法就是調息的配合。

原因很簡單，人的肌肉勞損，會有症狀的進程，先是痠，然後痛、麻、僵，最後開始萎縮。相對的，當身體的肌肉，從其中任何一種狀態中，開始復原到健康的復健過程，也是從原本會麻的肌肉開始有痛感，痛過之後變痠痛，甚至還會癢，然後就在不知不覺中恢復正常。

會有如此進程，原因在於「痠」時，是氣滯於肌肉中，該被肌肉代謝出來的乳酸得不到出口，就會開始有痠的反應。氣滯一久，血在沒有氣的推動下，行止而瘀，瘀積之處就會開始出現痛感。

這是病灶的起因，因當氣血都走不動，營養自然也輸不進來，該排出的生理廢物也排不出，變成了一塊沒有生機的死地，這就是「僵」。當相鄰的肌肉都在新陳代謝、欣欣向榮之際，這塊死地當然相對萎縮，而變成其它肌肉的累贅。隨症狀逐步擴大及從骨骼肌深入，影響到了五臟六腑所運動的平滑肌與心肌，就形成了病源。

動的功法其最主要的目的，就在於伸展肌肉，因為深層的肌肉觸不到，摸不著，盡其力按而不可得，只能靠自主動作，來伸展層層被包裹附著在骨骼上的肌肉。

因此，動作必得配合調息，這些被鎖在肌肉群內的氣滯血瘀，才有機會被逐步解放。

相同的動，也可分為主動的運動與被動的按摩，無論名稱是指

壓、油壓、泰式按摩等，也是要配合被整復者的呼吸態來施力，按下去是吐氣，摩的動作必是停氣時所為，在正骨推拿的治療下，腳或手做頓切時，也必定是在被整復者的氣被吐盡到停氣態。

（二）調息為功法基礎

因此，若被整復者能真正享受到肌肉放鬆態時，他的呼吸會自然變得輕緩從容，甚至不知不覺的沉睡，而屏停態即自然產生。真正懂按摩整復的師父，自然會掌握時機，好好協助身體的紓壓，如此才有機會吸入更多陽氣。

人的氣滯血瘀得不到立足著床的空間，新陳代謝自然循環快速。電也充得更足。這就是精氣神的展現。而這必要配合調息才能練出來。

所以無論練功，甚至於是格鬥散打；無論是靜坐，打禪或是按摩、整復推拿等，要想成功，必先練就調息之功。

調息四態與練功

調息四態	氣的運動	練功的過程	細身的運動
吐	排出可能引起病灶之氣	一種運動的過程	內臟的運動
停	分離出著於體內更深層的病灶之氣	一種功的運作態	體內細胞的運動
吸	吸入純陽之正氣	一種運動的過程	內臟的運動
屏	讓正陽之氣趨向病灶之氣，藉以完全替代	一種功的運作態	體內細胞的運動

因此在八段錦的操作中，吐、吸都是肌肉骨骼在操作八段錦動作的運動狀態，屏與停即肌肉與骨骼，在對某一或相關經絡形成最佳刺激作用的定式，以此最佳定式，來促動細胞運動及活化經絡。

（三）初學者先記動作

學基礎八段錦，以動作的標準為先，先讓身體記憶正確的動作，注意力放在吐吸。待真正能掌握到動作要領，即定式對於激化經絡的最佳體位時，才能完全的把功練在屏停狀態。

經絡是由和臟腑相關功能的穴位組合而成，所以經絡通，相關的穴位也就通，練八段錦的好處，在於不必去強記一堆的穴位與功能，只要照著各定式操作循行一遍，就等於全身各個穴位都調整一次。

如第一式「雙手托天理三焦」，只要動作對了，自然在操作中，對三焦經及其對應的心包經循行一次，就不必針對三焦經上 23 穴、心包經 9 穴都逐一去觸診，這是八段錦歷代以來，在沒有傳奇人物的導引下，僅靠此八式，而能立足於養生功法不衰的最重要關鍵。

（四）經絡通暢才健康

經絡暢通，即排除相關肌肉群的氣滯與血瘀。當經絡暢通時，屏與停的功法，才能隨著息數（一呼一吸為一息）的增加，讓身體新陳代謝的速度維持在最佳狀態。同時又讓病灶之氣完全得不到沾黏，隨時都能藉調息而源源不斷的導入正氣，將身體的體質，維持在最健康的動態平衡中。

在此所提到的陽氣，到底是什麼氣？它與中醫基理所說的「四氣」，又有何關係？

一般來說，「陽氣」就是能讓身體活動的氣，所以是動態的，絕非靜止的，因當氣靜止時，就是氣滯、血瘀與水腫的前兆，而當

體內的氣血與水都不流通時，就是病灶之源。

我們都知道，宗氣（人體後天之氣）來自於大自然，透過呼吸系統進入體內，大自然空氣中的氧，隨呼吸系統進入到肺，透過肺氣泡與細胞交換二氧化碳，讓細胞得到新的動力，來完成它在各種器官間輸運養分與代謝廢物的任務。

同時被吸入體內的負離子，必須靠腹式呼吸（吸氣時讓腹部凸起，吐氣時壓縮腹部）來存入兩腎之間的丹田，才能與脾、胃所精化出的營衛之氣（氣至血脈之外），及原生母體中所帶來之元氣合為一氣，透過三焦系統布輸到全身，各司其職，有助人體活動的一氣，就稱之為「陽氣」。

陽氣足就能逼使靜止不動、被鎖在肌肉中和需要被排出體外的氣，以打嗝、放屁等方式迅速排出，體質才能始終維持在一穩定、健康的循環狀態。

五、正確調息四步驟

「息」，就是一呼一吸；一次呼吸數稱為「一息」。

調息更深層地意義則是：「息」即「多出來」之意；「多」即每一「息」所吸入的氧，要比身體活動時所消耗的氧量大，多出來的氧就是「息」，有多的息才有條件被調動。

因此，調息的先決條件，就必須要放鬆身體，將全身肌肉的耗氧降到最低，如此才能調整出比平常活動更多的氧。

（一）丹田如人體電廠

如同我們把生活上所需的當月開支，先從當月收入裡預留後，若還有剩餘的錢，把此剩餘的錢存放在銀行，這就是「息」。一點一點地累積，累積的越多、存的時間愈久，所生的利息相對也越多。

因此，有形的財富存在銀行裡，而無形的養生之氣，即多出來的「息」，則是存入丹田。

調息對人體而言，即有如「丹」一樣，存在身體的「田」中，因此我們稱之為「丹田」。丹田亦如人體電廠，可將能量存入電廠。能量愈充沛者，其活動力及新陳代謝的能力也就越強，身體自然越好。

（二）「息」可增人體能量

「息」對人體來說有兩個意義：

「氣的息」

氣息在大氣中所代表的是溫度、濕度、壓力。人體吸氣時，其中混合著溫度、濕度、壓力的「訊息」，再透過大腦的解析與協調，讓人體自行調整到與大自然融合的境界。人與大自然融合了才能進行交流，才有機會把在大自然中好的氣，完全的篩選、吸收進來，

迅速地把身體中的廢氣或壞氣排出。

「能量」

在西醫裡，把人體的能量定義為「電」，在東方則是「氣」。因此，雖然東西方對於電與氣的說法不同，但對人體而言，都說同一件事，即「能量」。

以生理學的觀念而言，人需要靠吸入空氣中的氧，活化人體生存最小的基本單位，細胞，而多餘的氧（含負離子）就必須存入代表人體電廠的丹田，如此，才能達到充電的效果。

晚上睡覺時，人體最放鬆，耗氧量最低，再加上自然深長的「腹式呼吸」，就能吸取到最大的氧量。此時，進到人體的能量，大於被消耗的能量，而多的能量，直接存入腹部的丹田，這就是「充電」。

這可說明為什麼在充足的睡眠後，第二天起床，有如充飽電一般，非常有精神。

前面所提到的人與大自然氣息的交流，是要讓生活能在其中，而非變成宅男、宅女，成天在封閉的空間中與世界格格不入。此外，還要特別注意，人腦和人的「生物電能」。

很多人身體不適，明明都痛到直不起腰了，頭也痛到快裂開，但做檢測，無論是核磁共振或照 X 光，就是找不出異狀。

西醫檢查沒結論，改中醫把脈、扎針、吃藥。然而醫生往往會告訴你「氣血不順」。總之，辦法通通試過，就是沒有好轉跡象。其實，只要觀察呼吸狀態，就能得知問題所在。

（三）供氧不足痠痛來

若氧氣供應不足，且肌肉在運動的狀態下，強迫運動就會造成「乳酸」出現，即身體會「感覺痠痠」的原因。如果此時肌肉還不能及時放鬆，呼吸又不完全時，乳酸會愈積愈多，漸漸地就會影響

到血液的循環，造成了「血瘀」，這就是身體疼痛的來由。

當全身痠痛時，即吸氧量不足，在肌肉的動點或是兩端的肌腱，因氣滯血瘀而產生了痠痛現象，這就是「損傷」的由來。若不加以處理，鎖在肌肉內的血與氣，就會讓肌肉開始僵化、變硬，一旦變硬進而僵麻，長久就會萎縮。

局部的肌肉損傷，即氣滯血瘀，會讓身體變形。當脊椎兩邊的肌肉鬆緊不一時，脊椎就會往肌肉緊的方向歪斜，即脊椎側彎形成的原因之一。當骨骼變形、肌肉僵硬，該處的經絡（氣走的道路）就阻塞，影響到五臟六腑能量平衡及運作的協調，慢性病的病灶應運而生。

所以，正確的呼吸，就是養生的第一步。先會呼吸，再練調息，呼吸是養生，調息是功法。因此，自古以來的養生術，簡言之就是「調息術」。

（四）供應腦部充足氧

人腦是人體的指揮中心，每分每秒都在接收與外界接觸活動所發生的訊息，並靠這些訊息調整自己。在如此龐大複雜的分工合作中，若有因損傷而需要修補，並進行新陳代謝的地方，都是靠神經元來運作。

神經元活動力的強弱，取決於氣電所代表的能量。我們每吸一口氣，有 1/5 ～ 1/3 是必須提供到腦部的。當腦部缺氧，不但容易造成腦部損傷，更容易引起相關的頭部病變。

最常見的就是患有憂鬱症、躁鬱症等精神官能症的朋友。他們經常性的縮肩駝背、呼吸紊亂，讓身體得不到所需的「氧」，進而造成腦部的神經元受損。

先正骨，配合呼吸，協助治療精神疾病

因此，對於精神官能症患者，一定要先幫他們將把肩頸的骨骼

正位，再配合正常的呼吸方式，讓腦部能充分吸收到氧，並透過正確輔助運動的操作，讓脊椎的兩端都能得到放鬆與伸展，使丹田之氣能循著督脈上提到腦幹，提供受損的神經元，開始進行腦部修補工作，讓腦部活潑起來。

若能再配合武術或藝術的整合醫療，對精神官能症患者更有極大的幫助。

根據西方醫學對精神官能症患者的長期觀查，此類病症多半從十二歲開始發病，即從國小進入國中的青少年階段。潛伏期可以長達二、三十年。

因此，這個階段的青少年特別要注意他們骨骼發育時的正位，也就是所謂的「正骨」。因為骨骼正位了，全身的肌肉筋骨才有機會真正放鬆下來，調息才能相對得到最大的「能量」，精神官能症治療的黃金期，也正在這段階段。

（五）正確呼吸最重要

正確的呼吸，可以啟動「生物電能」（即練氣功常說的氣）。當身體骨骼正位且放鬆調息時，兩手的掌心（勞宮穴）會先有熱、脹的感應，接著十指末節的指腹，會有麻、刺的感覺，即一般所說的「能量導引」或「自發功」。

在西方醫藥學尚未發達時，人類是靠自己活動所產生的「功」，循著經脈及按摩穴位，來調整身體健康、平衡。但這些「自發功」必須要適當的控制，如此才能應用到身體最需要的地方，不能任其在體內亂竄，因此，回歸丹田存儲是很重要的。

莫輕忽特效藥對身體的損傷，當西方醫學啟蒙後，很多量產的特效藥，雖能及時解除身體局部疼痛，但卻因過度專注於單一且局部的治療，往往忽略了（或是故意忽略了）這些效能，更相對地造成身體其他部位的損傷。

因為這些特效藥既方便，也能迅速解決當下的不適，久而久之，就成為了人們生活上所仰賴的方便法門。但過度依賴藥物，往往會讓身體活動量變少，有些人甚至就不想動了，讓人體原本就該有的自癒力日漸衰退。

自己手上無功，就產生不了生物電的能量，如此，就算是找到了身上的大藥：正確的「穴位」，也無法達到刺激穴位、調整身體能量的功能。

因此，學會正確的呼吸，進而練習到「調息」階段，不但可以活化且新陳代謝腦細胞的神經元，使其達到修補的功能，也能產生自體能量，藉由穴位的按摩，來達到養身保健的目的。

（六）吐停吸屏四步驟

正確的調息有四個步驟：吐、停、吸、屏。

呼吸要先呼再吸，先把氣吐光再吸氣，否則每一次呼吸，就會有 30％ 的「惰氣」在呼吸道中不進不出，停滯於其中。

因此，吐氣時要能吐得深長，用鼻子慢慢地吐光，如此才能把深層的氣都趕出體外，全面換到好氣。這就是調息前最簡單的呼吸練習：先做幾次深長的呼吸。

在練習呼吸的同時，還有一點需要注意的就是，養生氣功的呼吸，都是鼻進鼻出，所以，千萬別張口，用力而急促地呼吸！

（七）吐氣要深長綿延

用鼻進鼻出的呼吸方式，除了能將深層的氣都吐光，再完全吸入新鮮的空氣外，更重要的是，我們吸入空氣中的養分「負離子」，就是必需靠鼻囊才能吸入體內，進而存入丹田。

深長的吐氣時，身體會自然地縮腹拔背，能沿著脊柱往上活化與刺激督脈和膀胱經，進而到腦幹激化銜接腦幹頸椎神經的自癒

力。所謂「督脈通，百脈通」，督脈之所以稱之為督脈，即因這條身體的經絡是能監督百脈；膀胱經則是全身最重要的排毒經絡系統，也沿脊椎的兩側分佈。

（八）停氣逼細胞活動

深長且正確的呼吸，不僅能活化督脈，監控百脈，更能啟動膀胱經，將體內多餘的廢棄物，透過排泄系統排出。同時促動三焦經，把養分即時輸運到五臟六腑。

當全身氣行通路順暢時，能量也就能因應體內外的變化隨時協調。當身體機能不平衡時，自癒力也會瞬間啟動，平時則可以增強免疫力，強化體質。

因此，當學會了正確的呼吸，就會有自癒的功能，養身的基礎莫過於此，所以說，自古以來的養身之道，就是「調息之道」。

練習過呼吸之後，接下來才能進入到真正的調息狀態：吐、停、吸、屏。此四個動作做一遍，稱之為「一息」。

（九）吸氣須輕緩從容

體內的氣，藉由鼻子深長的抽離動作，將深層的惰氣抽出體外，即吐氣時，輕緩從容到讓旁人完全感覺不出。唯有用深層的吐氣法，才能將體內的空氣，完全抽離出體外。只有讓空氣達到完全的抽出放空，才有機會讓肺部五億個肺氣泡得到完全的氧。

一次正常的吸吐之間，吸入與吐出氧的比率為 21％ 及 16.5％，所以，體內真正採到的氧只有 4.5％。因此，唯有用既長且深層的呼吸，才有機會將這 4.5％的比率往上提升。

當氣真正吐光時，身體的反應是：腎俞穴的部位會有痠感，而人體最容易堆積廢棄物之處，即腰椎 1-5 椎，也就是腎的反應區。

因此吐氣時，必須深長綿延的吐氣，才能將該排出體外的廢氣

物排出，腰的運動或敲帶脈，都是在輔助此區的蠕動，唯有如此，才能夠強化腎的氣化作用，讓陽氣得以充分的在體內掃廢除垢。

在綿延的吐氣態之後，身體的呼吸會有一個自然的停滯狀態，即氣不進也不出的完全靜止狀態，在調息上稱之為「停氣」。（一般吐氣要在八秒以上，會有一個明顯的停氣態）

停氣會讓身體凍結在沒有空氣進出的狀態下，此有兩個好處：一是檢視是否有氣尚未吐出，且沾黏在深層的頑固惰氣；二是當身體吸收不到空氣來運作體內的器官時，就會逼迫細胞在體內尋找活路，即會去分解體內的醣取得細胞生存的活水。因此，這是一個逼迫身體最基層的細胞開始活動的動作。

當身體的氣都被抽離，且尚有一段時間呈現有如真空的靜止狀態時，只要先把停氣時，被抽離緊縮的腹部先慢慢放鬆，再吸氣，此時不需任何施力，就能順其自然的讓氣沉入丹田下中極。

吸氣時，須深長且慢地吸，唯有慢工出細活般的吸氣，才能將氣充足的吸入身體每個需要空氣之處，而非只供輸到淺層。

當每一個細胞都能完全獲得氧，細胞就不易因缺氧而酵化壞死，形成癌細胞。因為只要給癌細胞一點點的生存空間，就等於讓人體面臨了最大的危機。所以，輕緩從容、慢工出細活般的吸氣是非常重要的。

（十）屏氣能減緩老化

屏氣如同是將氣吸飽後「憋住」，而憋的位置，是在腹部三指幅以下的丹田區。因此稱之為「屏」。吸氣後，屏氣，將氣往下壓至中極，也能讓身體充盈的能量往下存儲而入中極化氣為炁。正確的屏氣有兩大好處：

減緩老化：人體老化皆從腳開始，當腳的能量愈少，老化的速度就會愈快。不運動或運動姿勢不正確，人的老化狀態將會是由下

往上延伸；先是腿、後是腰、再來就是背，等到連肩頸都僵硬時，就會只剩一張嘴可以動。且腦袋也會隨之僵化，形成單軌思考，這是未老先衰的恐怖現象。

得「寶瓶氣」：將氣下壓到丹田且屏住，即是密宗所謂的「寶瓶氣」。將氣存入丹田（人體的寶地－發電廠）中，增加能量的供應源。

屏氣就是在鍛練我們的任脈。任脈的古字就是「妊」，即說明了婦科很多重要的穴位都在腹部、腹部往下延伸至丹田的部位、橫走帶脈，腰的部位。

屏氣時，男性意守丹田，女性意守命門；男性強化腎器官、增強精力，女性則以強化身體氣脈的循環為主。

（十一）女性重要養生法

女性的血液循環往往會因為經期及懷孕生產的關係而變數劇增，因此對於用氣的順暢以便於推動血液的循環是非常關鍵的。除氣血之外，進而使體液所行的淋巴系統也能通暢，對婦女來說是非常重要的養生方法。人只要氣血及體液的循環能正常通暢，自然就百病不生。因此古時的任脈，就是用「妊」這個字！而不是任意的任！

六、躺著練功快速調息

　　現代人所說的氣功就是古人所謂的調息術。不要輕看這四個簡單動作，當這四個動作確實做到時，不但能通任督二脈（就是所謂的小周天）；鍛練我們身體的營衛之氣，更能強化肺功能並鍛練到我們的宗氣，而氣沉丹田，屏的動作就是激化到元氣。健康身體裡的四氣：宗氣、營氣、衛氣、元氣，就在一呼一吸加上屏停的調息中相融交匯。

（一）躺著練功很輕鬆

　　談理說論，看似懂了，但要怎麼做才能很快的進入「調息態」？在此提供一個最簡單的方法就是「躺著練功」。

　　這裡的躺，是不睡枕頭，整個身體像攤在地上一樣的攤屍型躺法。在此狀態中，人的後腦勺和兩肩胛是在同一平面上的，這三點位在同一平面上則意味著脊椎是被放鬆拉直的。全身放鬆之後，平心靜氣的練習，吐氣時縮腹拔背，吸氣時氣沉丹田、後腰貼地。只要動作做對了，手、足末端很快的就會有熱、脹、麻、刺的感覺，這就是能量被運送到全身的反應。

（二）站著調息排濁氣

　　躺著能調息時，就可試著站起來練習調息。人與動物最大的不同就在於人的活動都是以站立的姿勢來運動，從另個角度來說，就是練習站立時，讓清氣往上升，讓濁氣往下行。清氣往上，能提供腦部最清新的氣，這對身體協調指揮中心的腦來說當然是最好的能量提供。濁氣下行，是要將廢棄物逼出體外，因此，人的排泄系統都在軀幹的最下方，如肛門和膀胱。

　　注意事項：站立調息時，也要注意到三點同一平面。

檢視方法：雙腳與肩同寬、將身體的重量平均放在腳上、後身線成一條直線，即讓後腳跟、臀部、後腦勺都在一條直線上。

第三章

精展操
活動關節通經絡

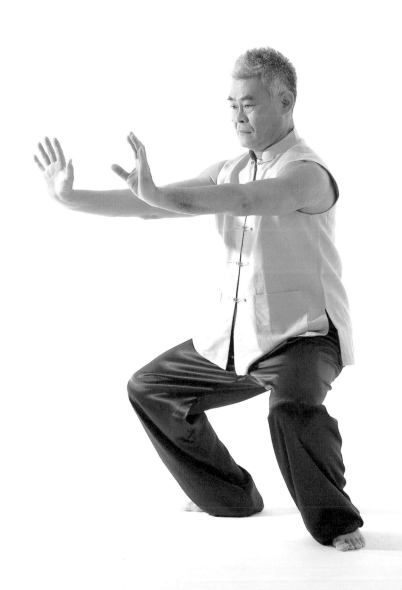

一、精展操的功能

精展操是一個教人如何放鬆的操，無論練哪個流派氣功，明師一定會讓你在調息之前先「正身」，把身體的位置調正。因唯有讓骨骼都回歸正常位置，每一條牽動兩根骨的肌肉束，才有機會放鬆，才能讓骨骼正位。當肌肉放鬆，韌帶自然沒壓力，輕鬆回到正常位置。

人體骨頭、肌肉及韌帶，就像大地的高山、高原或丘陵。經絡就像環繞其外的河川，由上往下流動。穴位則如依山形地勢形成的湖、潭、池，調節哪裡該是激流、瀑布，或潺潺流水的氣息。當山型改變或是地勢變化，河流會跟著改道，湖、潭或池也跟著改變。

所以在同質性高的穴位所組成的經絡也就是低電阻的電路，在骨骼、肌肉與韌帶都異位之後，這些穴位因為電路的被阻隔或削弱失去了該有的調節功能。

精展操就是把輕微滑位的骨骼調整回來，讓該放鬆的肌肉及韌帶，能確實鬆解，唯有如此，才能讓經絡回到正確的位置並通暢無阻。經絡一旦回歸正位，每一條經絡上的穴位，就如湖、泊、潭、池一般發揮調節流量的功能，讓河水川流不息以滋潤大地，讓萬物在陽光的照顧下，得以生生不息。

（一）靈活關節樂活基礎

人生活著就是圖個「樂活」，就運動來說，要有靈活的關節，才能真正享受運動的快樂。關節的靈活是生活品質的基礎，無論是家務、公務或是育樂旅遊，唯有關節靈活，才能盡情展現生命活力。

只不過，現代人因工作忙碌或不當運動，常常產生肌肉勞損，也因為不懂及時釋出夾在肌裡的壓力，以致於由一條肌肉慢慢造成整個肌群的損傷。而肌群功能退化造成的代償作用，可能漸漸延續到相關的肌肉與肌群，例如肩頸痠痛，除對頸部椎間盤的壓迫造成

神經性的上肢麻痛之外，可能延伸到腰酸背痛與媽媽肘，甚至造成身體一邊的痠痛或不聽使喚。

幸好，精展操是一套很好的復健操。每天不到十分鐘就能將全身的關節依次活動開，不但一天的活動更加利索，還能預防五十肩、媽媽肘、腕隧道症候群，甚至對膝關節與踝關節的保健，都具有異想不到的保健效果，更別說是一般人最容易患有的腰酸背痛。已有勞損的文明病在整復師治療後，若能再操作精展操，療癒效果必定加乘。保健是一種習慣，無論是勞損後的復健或是運動前後的暖身，養成這樣的習慣才是「樂活」生活的品質保證。

（二）好轉回饋甚八段錦

精展操是一套獨立的關節保健操，不但能伸展關節周遭的肌腱，更能支持肌肉在運動時得到充分的發揮，在操作八段錦前演練，更能讓八段錦的動功迅即得炁，而將八段錦的功法發揮得淋漓盡致。

正確的呼吸進而配合屏停，可將精展操操作成為活絡關節的養生功法，因為它靈活到七大關節（頸、肩、肘、腕、髖、膝、踝）與脊椎，很多初學者因操作精展操得到生理上好轉的回饋甚至大於八段錦。

精展操依人體的七大關節，逐步放鬆肌肉及韌帶，以求骨骼的正位及復健。對於少動的上班族或是銀髮族都是一個簡單、實用，不花時間，不佔場地的全身性運動。只要七大關節與軀幹利索，五臟六腑與四肢都會保持在健康活動的功能上，有好的身體，心靈就能得到充分的滋養，每天都是健康快樂人生。

八段錦的效果要能迅速發揮，最重要的關鍵就在於如何將全身的肌肉筋骨放鬆，讓氣行的經絡都能在正常的位置，隨時保持通暢無阻。如此，每個重要穴位在此經絡上，才能完全發揮調節能量的

功能。

　　因此，精展操的功能，就是靠自己的動作，將骨骼、肌肉有損傷的部位伸展、復位、放鬆，讓人的體位回到正常位置，所以每次在操作八段錦之前都要先做精展操。也就是啟動這一個超能量的機制前，一定先把週邊的重要配套都整頓好，如此才能讓此功法在最短的時間發揮出應有的效果。

二、精展操操作法

（一）放鬆調息

1 伸頸收頦

下顎與地面平行伸出，繼之後腦勺後縮，讓頭作平行的前後極致伸展，此動作是讓頸椎的弧度保持在有彈性的常態下。

操作提醒：千萬別低頭操作。

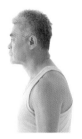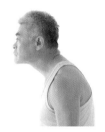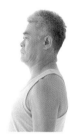

2 肩部收放

上收肩，雙肩內收放肩鬆臂，雙肩往後上後方畫圈。

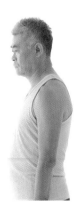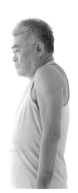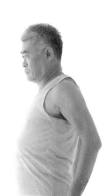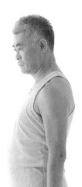

3 雙腳與肩同寬正位

　　下顎與雙肩頭，三點往後靠到底。讓腰椎與頸椎有微痠的感覺，兩手的中指自然垂放在雙側的褲縫位置。此時脊椎在頸與腰椎都拉出弧度時會有些微痠的生理反應，此時脊椎與骨骼是最正位的時後。

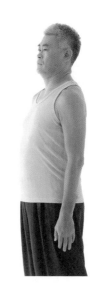

（二）開始調息

1 呼吸放鬆

　　在骨骼正位後，專注在呼吸上即可，即呼吸放慢，呼氣用八拍來數息，吸氣也是八拍，只要呼吸放慢，超過八秒以上，肌肉就自然的會放鬆，數息通常默數101.102.103.104…109，肌群放鬆時的生理反應是口液較多，而且是從喉部的金津、玉液兩穴湧出。

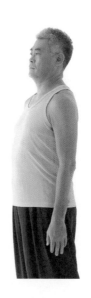

2 腹部運動

　　口液湧出後開始做下腹部運動，吐氣縮小腹縮到提胸，然後收下顎收到頸椎微痠。肚子放鬆後吸氣。吐氣縮小腹時只要小腹縮到那，放鬆吸氣時氣就會順著細微的吸氣沉到那。此以呼吸來運動下腹部的動作最少做十二次一組，或兩組。

吐氣

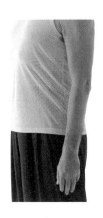

吸氣

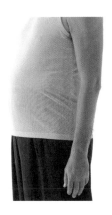

3 開始調息

　　當腹部運動脊椎伸展開後，開始練習「調息」，即將注意力放在吐氣吐盡後的「停氣」狀態，此時保持著縮小腹、收下顎弓腰的體態。停氣一個九後整個身體放鬆緩緩細微的吸氣，吸足推到下腹部時「屏氣」，即將氣灌入「中極穴」，如灌入瓶中栓緊一樣屏住，一個九，兩個九……，屏氣動作循序漸進，切勿暴進的暴停、暴屏。

停氣

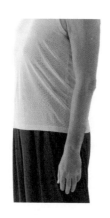

屏氣

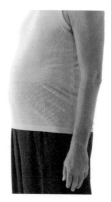

　　放鬆的輕緩從容呼吸能放鬆全身的肌肉，屏氣時將氣導入中極會將氣轉換成具有電磁力的炁，此時的炁有衝往病灶處的特性，因此，原本痠痛處會有更不一樣的痠痛感，停氣時夾於肌裡的濁氣或瘀血會有剝離現象，因此，停屏氣時，即身體處於自癒的階段。

（三）頸部運動

身體的軀幹只有頸椎與腰椎是有弧度的，這弧度不但使身體更具有彈性，同時也讓身體在活動時避開重力不當壓力的威脅，在 3C 產品帶來低頭族等文明後遺症時，頸椎的保健及正確的伸展，是不可忽視的健康好習慣。

頸椎共七椎分為上椎位的 1、2 椎，中椎位的 3、4、5 椎及下椎位的 6、7 椎，因此頸部的活動與伸展用四個動作來保健。

1 上椎位轉頭

左轉頭緩轉緩吐保持在最少八拍以上的速度。緩慢轉頭才能真正地將拉扯轉頭的胸索乳突肌伸展開。左右轉頭放鬆後，轉到最緊的定位，將下顎抬高，用指腹推按相關穴位效果更佳。從乳突到上項線的弧度，除可放鬆胸鎖乳突肌外，更可觸及到頭夾肌的肌腱。左轉後再操作右轉椎位。

操作提醒：千萬別低頭操作。

轉頭

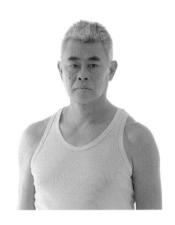

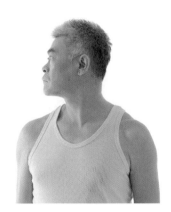

橫撥胸鎖乳突肌

按壓翳風穴

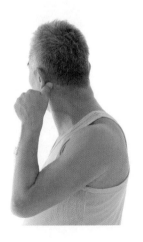

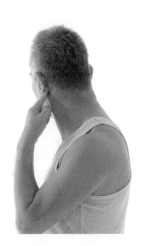

2 中椎位歪頭

頭先向左側慢慢歪頭（不轉頭），同樣以超過八拍以上的慢速度操作，將上斜方肌伸展開後，下顎抬高定位在上斜方肌伸展到最開的角度，開始用指腹按在突起肌肉的肩稜線上往後推撥。與肌纖維垂直方向的推撥才能真正的鬆開肌肉。這個動作的呼吸配合是吸氣。按壓的穴位為角孫穴。

操作提醒：千萬別低頭操作。

歪頭

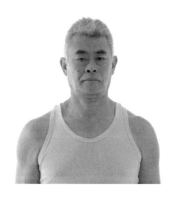

推撥肩陵線

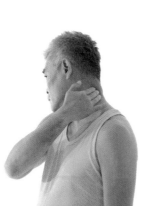

按壓角孫穴

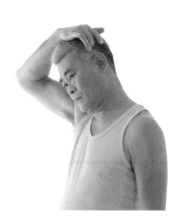

3 下椎位頭點

　　仰頭吸氣點頭吐氣，同樣以超過八拍以上的慢速度操作。將頭夾肌與頸夾肌的肌肉伸展開。繼之頭向右轉 45 度以四指的指腹橫推左側的天柱，待腦後側肌肉群推開後按壓風池與風府穴。

　　操作提醒：仰頭吸氣，點頭慢慢地吐氣。

仰低頭

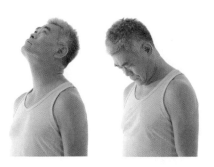

推撥天柱

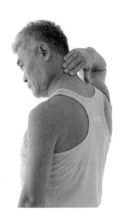

按壓風池穴

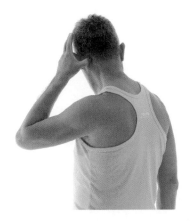

按壓風府穴

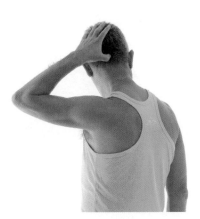

4 均抗

　　配合著上中下三椎為頸部動作的放鬆伸展，分別以三個均抗的動作來讓稍有亞偏位的頸椎回到正常的椎位。

（1）　上椎位均抗：頭轉到盡，下顎拉高。左轉頭左手反掌托住下
　　　　腮固定，頭緩緩加力試圖轉正讓頭與手的力量相對峙來做對
　　　　抗。此動作必須在前面的肌群伸展開後操作，才能將稍有亞
　　　　偏位的頸椎自主推回正骨的位置。

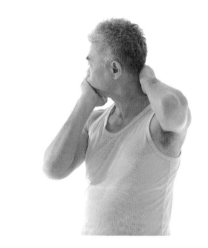

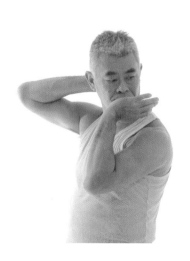

（2）　中椎位均抗：歪頭到盡，下顎抬高，掌心在頭頂中指按壓在
　　　　角孫穴。以此手勢固定與頭的擺正做對抗。

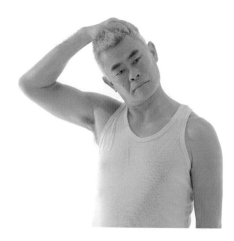

（3）　下椎位均抗：仰頭到盡，雙手交叉抱於後腦杓。以此手勢固
　　　　定與頭的抬正做對抗。

　　　操作提醒：做均抗時的力量要放鬆肌肉轉到盡，再慢慢施力做
對抗，施力是一緊一鬆。因為只有完全的放鬆，才能完全的收縮，
達到讓肌肉恢復彈性的目地。

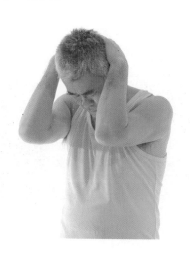

（四）棒球枕的製作及保健法

平時的保健也可用棒球枕的平躺、配合輕緩從容的呼吸，讓頸部肌肉群得到充分的撐墊之後完全的放鬆，也讓稍有偏位的頸椎能自然地回歸到正確的椎位。

平躺下的體態：後腦杓離地約一個手掌的厚度，讓頸椎完全被棒球枕給墊實。下顎往後伸展，才能將整個脊椎的椎位自然放鬆得到紓壓。兩手離身體十五度，同時掌心朝上，呼吸輕緩從容。以超過八拍的速度很快地將全身的肌肉都伸展而釋壓。

操作提醒：頸椎放在兩顆球的中間，藉由放鬆釋壓的平躺，頸椎兩側的棒球向內擠壓就很容易將稍有偏位的頸椎正骨。

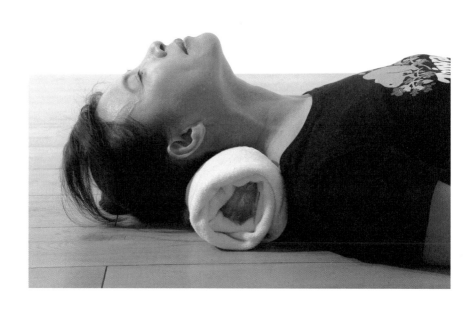

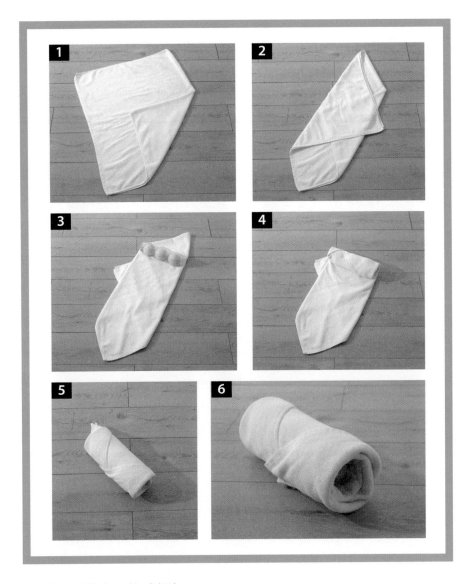

棒球枕（浴巾＋棒球組）

頸椎是神經系統通往人體總指揮腦幹的最後光纖通道，這一段通了，人的免疫力與自癒力自然提升。

注意：務必把頸椎放在兩顆球的中間，讓頸椎充分的被棒球枕撐住，不但能緩解長期頸椎太緊的問題，並能讓相關的肌肉群放鬆。

（五）肩部運動

肩部是人體活動範圍最大的關節，尤其工作時多半是以上肢來行動，資訊化時代更是以手部操控電子產品，來完成大部分的工作。肩部的活動顯示心肺經絡所反映出心肺功能的強弱，現代婦女最常發生的乳癌在某種程度上也跟肩部的伸展，及淋巴排毒系統功能有著密不可分的關係。

因應肩部多組肌群的活動，用四個動作分別讓包覆在肩關節第一層的三角肌先伸展開，然後透過肩關節的運動來伸展更深層的肌肉群，及從肩部到髖關節背部寬闊的第一層肌肉斜方肌與闊背肌，最後再以高活動的肩關節運動來檢視及調整需要再加強的肌群。

1 旋肩運動（單手、雙手、前旋與後旋）

　　左手肘拉起平肩大指扣在肩峰，水平往後拉開到胸大肌最緊的位置，然後用手肘由後往前劃圓，圓越畫越大，畫到最大，肘尖內收上提，旋下時肘尖平肩用另隻手之掌心，按肘往胸扣壓。左手操作完再操作右手。

單手

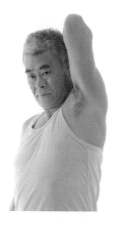

1

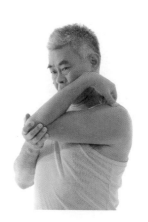

2

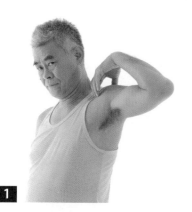

3

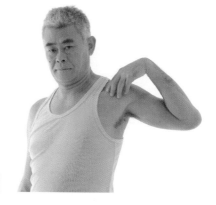

4

兩個單手操作完，雙手同時將肩胛骨拉起，下來時兩肘相扣。繼之由前往後旋，手肘平肩時往後靠。將胸大肌拉開。此動作的重點是將三角肌（肩關節最外層的肌肉）鬆開。

操作提醒：手肘由下往上時都是吸氣，放下時吐氣，往胸按壓時吐氣。

雙手（後旋）

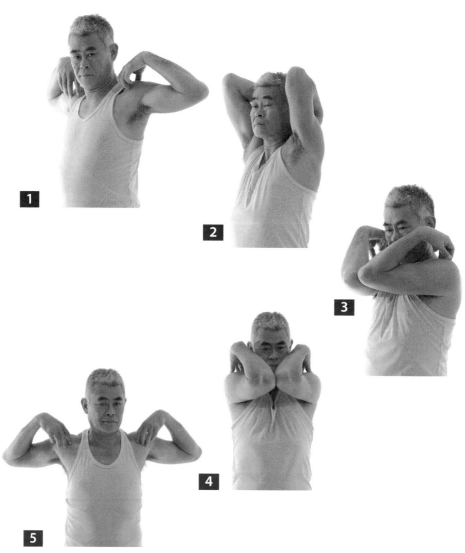

2 扶肘側拉運動

　　肩部肌肉伸展開後把關節徹底放鬆。左手臂拉高屈肘將手掌置於後腦勺，扶肘側拉三下往後推一下，最後拉到最緊停氣一個九。連續做超過三組。再換手操作。

　　操作提醒：做動作時都採吐氣。

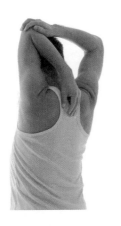 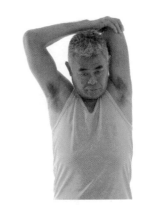

3 側肩運動

（1）　左手打直橫放胸前，右手從下方用大指食指扣住肱骨粗隆往右方拉伸，吐氣。六次之後換手操作。

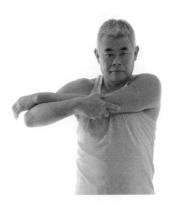

（2） 左手打直用右手下手臂十字扣住左手上臂，兩肩平行，吸一口氣以腰帶身往後旋三次，分三次吐氣同時後旋角度也依次加大。最後一次拉到最緊停氣一個九。

操作提醒：注意保持兩肩的水平，才能保持脊椎的正直。

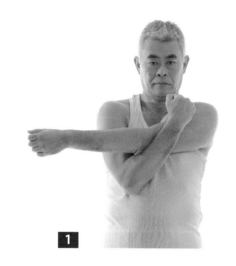

1

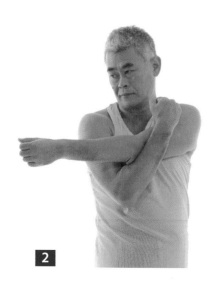

2

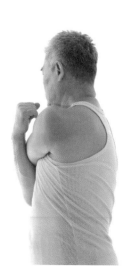

3

4 上肩系列運動

（1） 兩手臂打直往後提起掌心朝上，往上吸氣，放下來鬆肩吐氣。

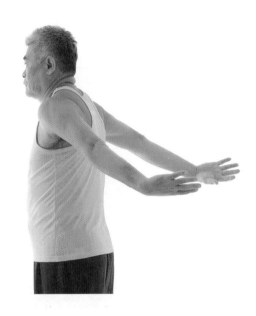

（2） 右手拉住打直的左手臂的手肘，左肩頭後放用右手側拉。六
次以上換手操作。

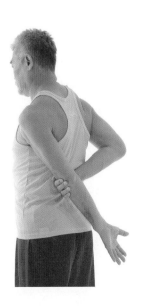

（3）　左手後背屈肘，右手扶住肘尖往右輕拉，眼睛右轉看左手指尖。

操作提醒：操作時到手有酸的感覺，不要硬操作到痛。

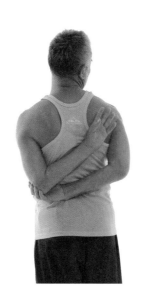

（六）上肢運動

　　為什麼有越來越多所謂的媽媽肘、網球肘、高爾夫球肘及腕隧道症候群侵蝕我們的生活品質，就是因為姿勢及施力的不正確，造成上肢從肩關節開始到肘與腕關節的勞損。要預防以上毛病，就要注意：手三陰陽經（心、肺、心包、大小腸與三焦經）的五俞穴，必須在上肢的肌肉與骨骼正常下，才能發揮到保健以上各臟腑的功能。

1 旋肘運動

　　兩手左右平舉，曲肘 90 度，兩手掌內旋以手肘為圓心劃圓。
上旋吸氣、下旋吐氣，做十次。

　　操作提醒：手肘保持最大的伸展寬度並固定。此動作除能拉開
胸肌之外，亦能活動心肌。

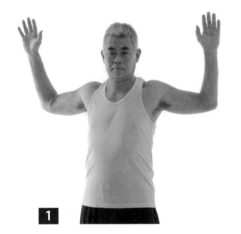

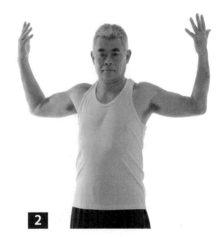

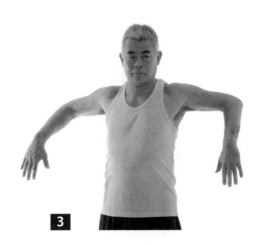

2 雙手運動

雙手合掌，曲肘小於 90 度掌根下壓。繼之兩邊左右按壓。最後旋腕順逆時鐘各九圈。

操作提醒：掌根與胸離一個拳頭的距離。

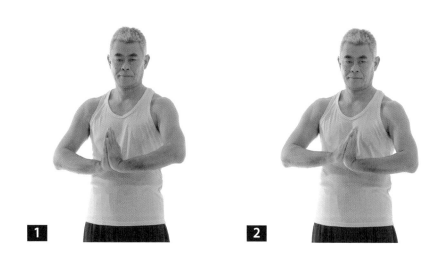

1　　　　**2**

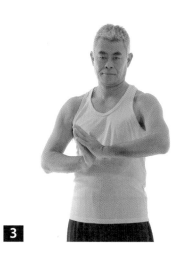

3

3 掌肌運動

手肘與掌根都保持90度，握虛拳吸氣，十指展開吐氣。

操作提醒：掌心與十指都必須同時展開打直，保持在一個平面上。

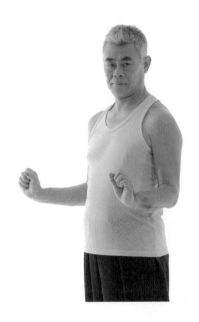

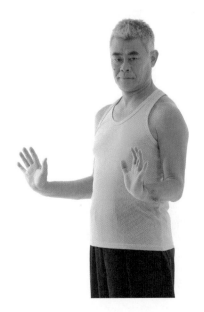

4 十合穴與牽引運動

十指分別操作，用兩指按揉指甲根兩側，另手上下按住最後一指節呈 90 度往外做牽引，十指輪作。

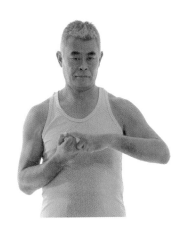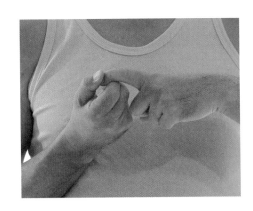

5 上肢拍打運動

空掌拍打肘窩曲澤穴。二十下。

操作提醒：手腕放鬆空掌拍打。

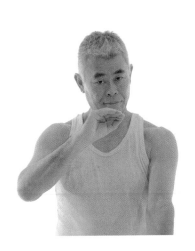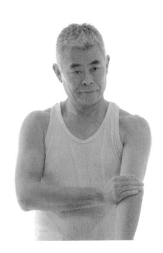

6 旋肩劃圓動作

雙手拉伸高舉，左轉腰，兩手下滑劃圈上提。左轉腰擺正，右轉腰轉正各十圈。

操作提醒：上提吸氣，下滑放鬆吐氣。

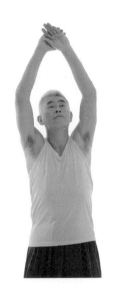

1

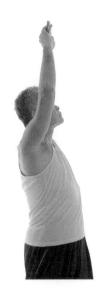

2

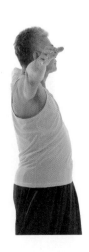

3

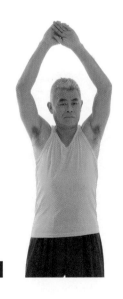

4

（七）軀幹伸展運動

　　上肢放鬆伸展後再帶動軀幹的伸展，能讓脊椎的運動更到位。所有的神經都是從椎間盤伸出來管理身體所有的活動，神經如受損除了影響活動能力外，更嚴重會導致肌肉的萎縮。因此，軀幹（脊椎）的伸展對養生保健非常重要。

1 按掌根四方伸

（1）　兩手前舉平肩打直叉手掌心朝外，掌根動手肘不動。左右輪提十二次。

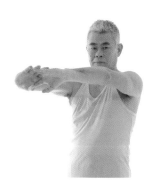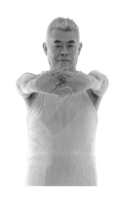

（2）　按住掌根上舉，身體不動大臂往後推三次吐三次氣。

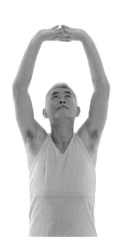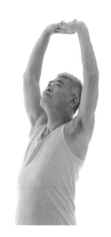

（3） 保持上舉叉手動作，大臂往後拉到最緊，往左歪腰三次吐氣
三次。右側依次重複。

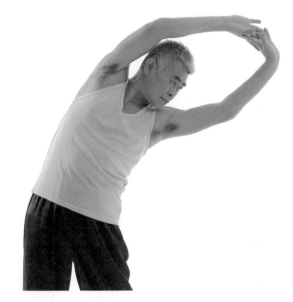

（4） 依前動作左歪腰放鬆吸氣曲肘掌根往外推到手肘打直吐氣。
各做六次以上。

操作提醒：兩肩頭保持在一個平面上，下肩頭不要縮。

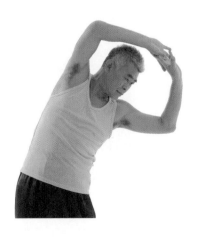

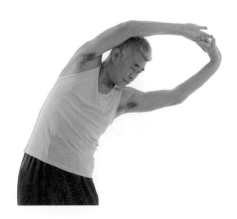

2 前後鬆腰

（1）　前鬆腰：兩腳與肩同寬，上身緩緩往前鬆腰，鬆頸鬆肩，兩
　　　　手觸地則抱肘。膝關節放鬆不要強直。此式重點在於呼吸的
　　　　配合，吸氣壓入中極穴，腰身自然會微往上仰，吐氣縮小
　　　　腹，上身自然往下垂。重複三次以上以呼吸將上身整個鬆
　　　　開。提氣順其自然起身後頭不要抬，直至細吸到身體緩慢打
　　　　直後再抬頭。

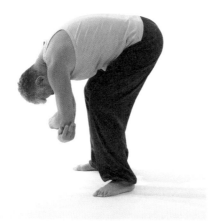
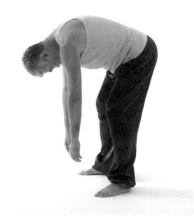
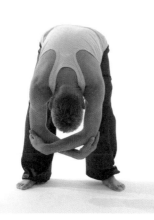
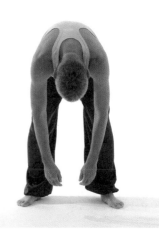

（2）　後鬆腰：吸氣抬頭將頸椎拉開，整個上身後仰十五度，雙肩
　　　　後掛屏氣，一個九之後正身吐氣。每次做三回，每一回都超
　　　　過一個九的屏氣。

　　　操作提醒：操作時要注意頸部肌肉的放鬆，確定氣能上頭。

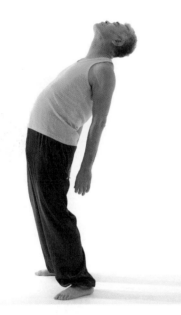

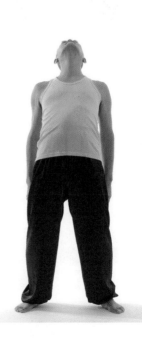

3 前後雲手

（1）　雙手打直往兩側平舉，五指扣攏往內收到最緊。彎腰抬頭兩
　　　　手打直雙臂往前推，推三次吐三次。

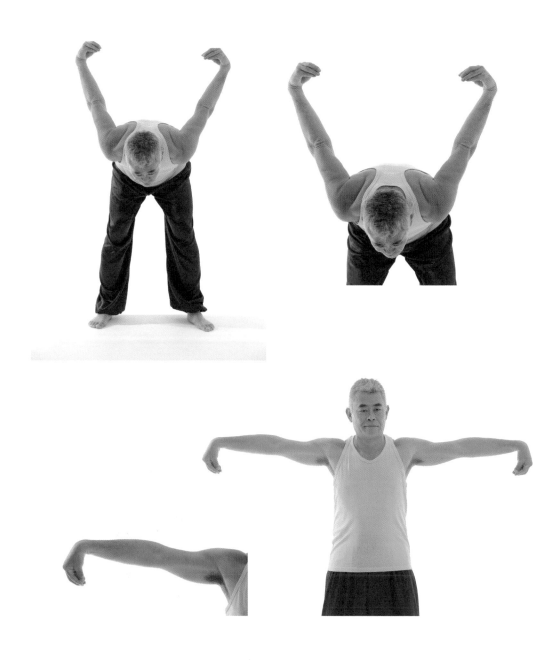

（2）　兩手打直掌心貼掌背將肩胛骨拉起，手打直往後牽引上身鬆
　　　　腰，後鬆三次，吐三次氣。

（3）　連續動作，兩臂由外往內劃圓三次，前雲手三次吐氣，起身
　　　　後由內往外劃圓三次，提臂後鬆腰鬆三次。共做三次以上。

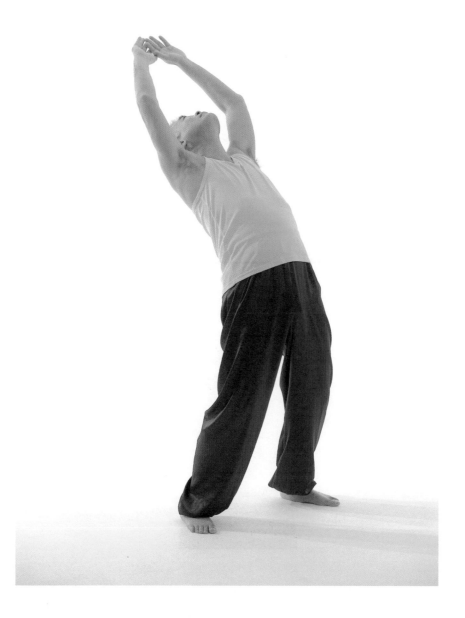

（八）髖關節伸展運動

髖部是人體的重心，上承脊柱下懸雙腿，髖部的平衡與穩定是整個身體中軸線保持平衡的關鍵。承天之氣，食地之穀，均匯於此，而清炁沿脊柱上升至腦幹，濁於此排除體外。因此，髖部的平衡穩定是活動健康的基礎。

1 髖關節運動

兩手扶在腰椎靠薦椎處，將腰推出以髖關節劃圓，圓圈越畫越大，順時鐘與逆時鐘各轉七到九圈。

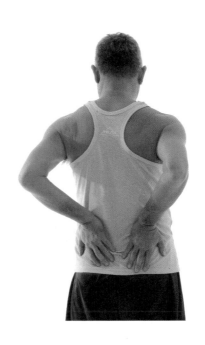

2 四十五度推腰靠背

　　腰椎鬆後，身體左轉 45 度，右手推腰上肩往後靠。推三次後換邊操作。推出吐氣。

　　操作提醒：以上動作左右兩側的操作次數要相同，以免造成骨盆兩側肌肉鬆緊不一，造成歪斜。

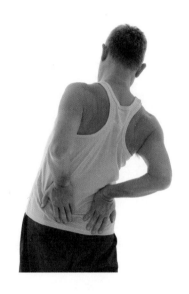

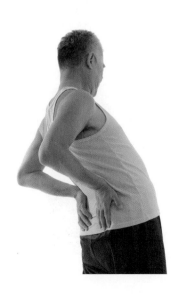

（九）膝關節伸展運動

雙腿的保健關鍵在於膝。體重如果超過正常的標準，最先承受苦果的就是膝關節，沒有準備好的長跑運動或是訓練不足就上場的對抗性運動，都是膝關節受傷的隱形殺手，膝關節後的委中穴更是身體的一條排毒大穴，同時也是讓靜脈回流順暢的重要關節。

1 上下蹲站

兩手掌心扶在膝關節兩側（不是在髕骨上）將膝頭壓緊，下蹲吸氣，起身吐氣。做十次。此式有調整腿部正直的作用。

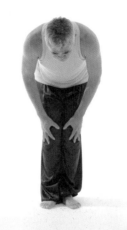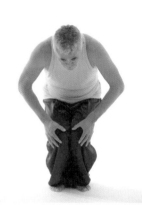

2 左右旋膝

兩手掌依上動作，做膝關節順逆時鐘的旋轉，各做九圈。

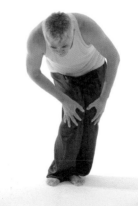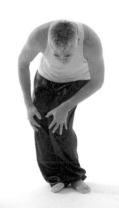

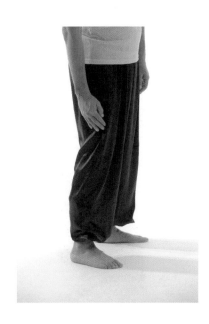

3 拍打風市穴

風市穴為膽經的要穴。此乃風邪容易侵入之處，可治療下肢麻痺，半身不遂等中風症狀。

4 拍打委中穴

委中是四總穴之一，也是治療脊椎，腰部疾病的重要穴位。

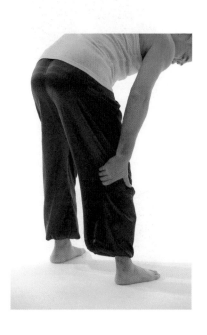

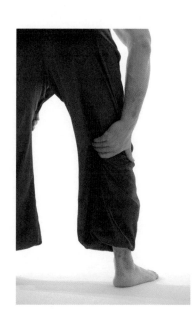

（十）踝關節伸展運動

踝關節是人體由上而下最後一個關節，也是反應身體體質的重要關卡，因為肝、膽、脾、胃、腎、膀胱等經絡的起止端就在於腳趾的末端，腳踝的運動不但牽涉到以上的經絡，更是氣血能否貫穿全身，達到保健的重要關鍵。

1 顛腳運動

腳與肩同寬，肩膀放鬆，顛腳起吸氣，腳跟落地吐氣。做十次。

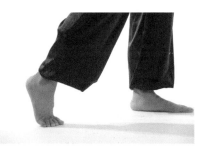

2 壓腳背旋跟

左腳後撤一步的間距，壓腳背拉伸地筋。拉六次之後以腳跟打圈以鬆踝關節。左腳操作完換右腳。

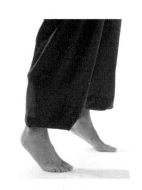

3 腳刀

腳背往外擴。

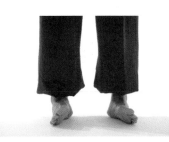

4 腳踝運動

全身放鬆，以腳踝的力量將全身撐起往上輕跳，要跳二十次。

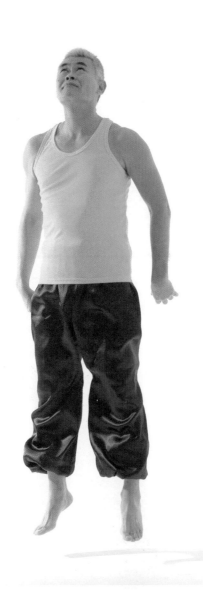

第四章

武醫八段錦
按中醫基理設計

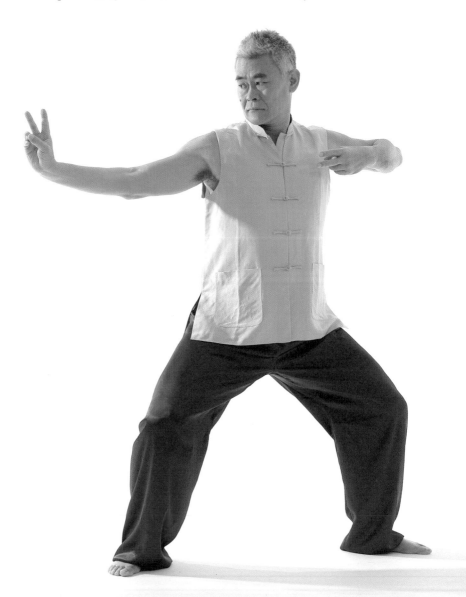

八段錦在民間流傳近九百多年，功效卓著，被中西醫分別推崇為「醫療氣功」及低頭族的「正骨復健功法」，可見無論在那一個時代都是「簡單有效」的功法。

一般談到八段錦分有兩種。一為伸展八段錦，另一為行功八段錦。

伸展八段錦

顧名思義就是以全身關節與肌肉的伸展為主，除了著重動作的準確性之外，更重要的是以動作的緩慢來帶動呼吸的輕緩從容。因為動作太快，呼吸不可能慢下來，快速呼吸的運動是無法真正放鬆該伸展的肌肉。而肌理沒有獲得真正的伸展，關節就得不到靈活的空間，枝節不暢，則氣不通，就很難以力引氣達到八段錦被稱之為醫療氣功的效果。因此，在呼吸式的八段錦操作下就能讓身體達到充分的伸展與暖身效果，也因此經常被列為其它功法的暖身動作。

行功八段錦

是一個只要遵循著教練的指導習做就能享受到得氣的喜悅，打破大多數人對於氣功奧妙難學的謬誤。對很多無法確實掌握以意引氣的習做者而言，以力引氣更是方便法門。具有功法的八段錦是完全依中醫基理的設計渾然天成，先理三焦，將藏污納垢於三焦的代謝物驅離體外，再強化心肺使氣動血，三式理脾胃讓後天的養分得以充分吸收，再練督脈，監督百脈，繼之再去心火，活肢節，固腎以增體內氣化效能，以勁發功驅瘀強身，最後水火相濟以盡功法之新陳代謝、輕齡養顏之效。

一般的八段錦能屏氣與停氣已算是上乘功法，行功八段錦加上調息的收氣與積氣比一般八段錦更加精進。

調息方法

收氣：吐氣盡後，於停氣前先縮小腹，縮到提胸拔背，收下顎。

積氣：吸氣下丹田（丹田是肚臍下二之指幅）後，再把氣往中極穴 （中極肚臍下四、五指幅）推下去。

在操作上，吸氣與吐氣都是在做動作，最好動作的進行都能超過八秒，因此，自我數數是以 101、102、103、104、105、106、107、108、109 過八秒，在屏停的定式時先做積氣與收氣，再進行屏停數數。

一、關「健」八秒　煥然一新

由於八段錦功法必須加入調息效果才會顯著，因此在修練時，每式都會提醒輕緩從容地吸、屏、吐、停等調息，以超過一個九即八秒為鍛練目標，此即武醫八段錦得氣運功通經暢脈之奧妙。

要讓人煥然一新，除了調息和熱身外，真正的關鍵在本文介紹的八式動作和調息的搭配。操作八式動作時，必須配合吐停吸屏的鍛鍊，八式動作愈緩慢，調息時間愈長，生命能量愈強大，愈能脫胎換骨，這就是武醫八段錦為何能流傳近千年的奧秘。

（一）兩階段練習武醫八段錦

練習武醫八段錦有兩個階段，初階是以「動作」為主，以一般人做動作習慣的四拍作為動作的基調；當動作都熟練，也能知道每個動作背後的要義，就要開始用自然而然的動作來專注於調息數。

八段錦的練功入門，是停、屏數都能輕緩從容地超過八秒。這是一個開「鼻竅」的神奇數字。過了這個門檻，修行看個人。若將來有進階的競賽，就會以此為標準，因為屏、停數愈高，而動作能打得如錦緞般的絲滑柔緻，是靠個人功夫深淺，及是否能從心詮釋出「錦」的要義。

　　一個人呼吸數能輕緩從容地將時間拉長，表示生命能量也隨之增加，因身體活動所需消耗的能量下降，而吸收能量並與以保存的體質提升時。整體體質自然得到不斷的改善。

（二）鍛鍊目標值及注意事項

　　下表是鍛鍊目標值和注意事項，照著修習，以此為目標，保證身體的反應會讓您不敢置信。

【武醫八段錦鍛鍊表】　　　　單位：秒

	基礎班	進階班	精進班
吐	109	109	109
停	109	209	309
吸	109	109	109
屏	209	309	609

註：109表示一個9秒；209表示兩個9秒，依此類推。

注意事項

1. 基礎班的調息要求數，以一個九為目標。初階以動作為主、調息為輔。不會著重在調息數數上。當動作熟練之後，才會讓動作來配合調息，才能真正把功練出來。

2. 進階班調息數的要求，循序漸進，操作時如有喘的感覺就是前一個動作的調息數太久，須稍短來調整，自然達成。

3. 雖然屏停數要超過一個九及二至三個九，才能真正把八段錦的效果發揮出來，但是初學者只要先熟悉動作招式，先從一個九為目標開始，一天一天進步，漸漸地就水到渠成。

二、武醫八段錦八式介紹

第一式　雙手托天理三焦　啟動新陳代謝

　　八段錦傳承近千年來，都把理三焦列為第一式，主要是因它為啟動整個身體各器官新陳代謝，充分發揮功能的調理式。不僅能幫助骨骼、肌肉伸展，更重要的是讓四氣（宗氣、營氣、衛氣及元氣）匯合，促動內分泌系統發揮正常功能。

◎ 瞭解三焦

　　三焦並非器官名稱，而是一個系統的表稱。三焦代表五臟六腑整個運作的系統，可簡單比喻成一個都市的地下系統，包括了電線、電纜、排水系統等生活上基本需求的諸多管線，缺一不可。三焦通，五臟六腑運作後所產生的代謝物就能迅速排出，就更有空間納入更多質量的養分，讓臟腑的運作在沒有負擔與壓力下產生更大的效能。

　　換句話說，三焦即人體的養分供輸與廢物排出的系統，三焦理通，人體機能就能得到充分的支持，可隨心所欲，悠然自得享受生活。

	五臟六腑	四氣
上 焦	心、肺	宗 氣
中 焦	肝、膽、脾、胃	營、衛之氣
下 焦	腎、膀胱、大、小腸	元 氣

　　和西醫互相對照的話，三焦有如內分泌系統，提供各器官所需的賀爾蒙。因此，三焦，特別針對更年期的女性而言，是一條很重要的保健經絡，也是一條調理情志（即指七情六慾）的經絡。

◎ **本式精義：放鬆**

　　若習慣在睡前洗澡，這一式可以提供用最輕鬆的方式，花最少的力量，一夜好眠。只要洗完澡後，做做肩頸的伸展，放鬆肩頸，即能得到睡眠所帶來的深度呼吸，唯有深層的睡眠，才能讓身體得到完全的休養調息。一夜好眠，為身體充飽電，從容應對每一天。練這一式時，心所專注即「放鬆」。

　　人生在世，每個成長都起於人事物不如意的互動中。我們經常會「生氣」，不管是生悶氣，還是發脾氣，如何將肝火之氣下沉，並順利排出體外，而不干擾到情志？沉得住氣是首練之功。

◎ **操作口條**

1.　肩肘放鬆預備。

2.　扣手，用最慢的速度，提肘抱圓起，先走動作再慢慢吸氣。

3.　掌心朝自己平肩後屏一下氣。

4.　反掌後，鬆肩沈肘整隻手自然往下沉。緩慢吐氣。

5.　按住掌根，鬆肩鬆肘，停氣三次。（縮小腹，收下顎，把整條脊椎拉伸。）

6.　肚子放鬆，手掌不動沿著身線往上走。先走手再慢慢吸氣（兩個九）

7.　扣手過肩後往外翻轉，兩眼看手背往拔背的方向拉伸。

8.　拉伸後，掌根按住肩肘放鬆，積氣三次。（氣往中極穴吞壓下去三次）

9.　屏氣（一個九到三個九）

10. 兩手放鬆，掌心朝前，撬尺骨展開，手肘放鬆，慢慢化大圓下吐氣。

◎ 動作分解

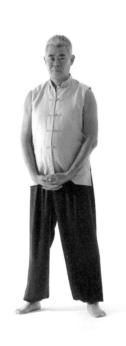

1

（1） 扣手預備：腳與肩同寬，腳尖內扣（即雙腳尖微呈內八），舌抵上顎，拔背（即背脊挺直），雙手交叉互扣。

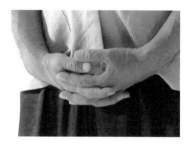

（2） 肩肘放鬆：指根扣緊到最盡處，肩肘放鬆，手臂自然圈成圓。

（3） 抱氣起式：雙臂似抱圓，緩緩抬起，吸氣，數息一個 9。

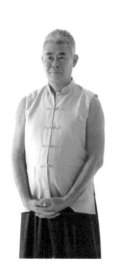

2

3

（4） 平肩屏氣：雙臂抬起，手不過肩，吸足氣後，氣下沉到肚臍下丹田處，屏氣，數息一個9。

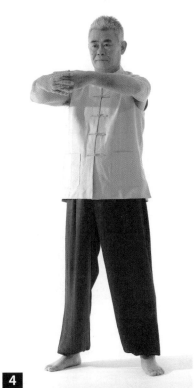

4

（5） 反掌朝下：扣手的雙掌往內翻，掌心朝下，手掌與地面平行。

（6） 沉手吐氣：吐氣，雙手自然下垂。吐氣數息一個9。

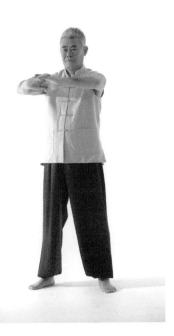

5

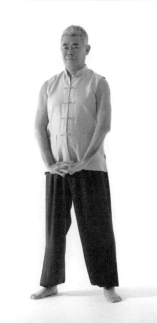

6

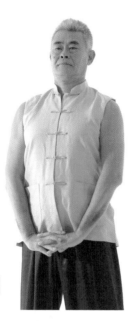

7

（7） 停氣縮腹：雙臂垂到底時，按住掌根，肩肘放鬆，縮小腹縮到提胸，再收下顎三次，背脊挺直，停氣，數息一個9。

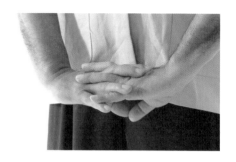

（8） 直身引氣：雙手仍扣住，掌形不變，沿著身線直接抬起，吸氣（初學者可先放鬆肚子，不刻意吸氣），吸氣數息一個9。

（9） 過肩再吸：雙臂抬過肩時，開始吸氣（此時，初學者再開始吸氣）。

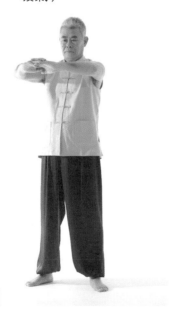

8

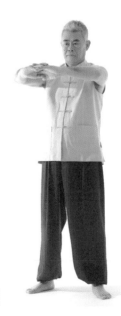

9

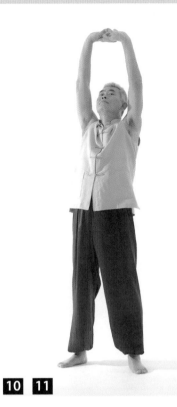

（10）翻轉托天：繼續吸氣，當手掌
過肩後，朝外翻轉，往上托
天，眼睛看著手背。吸氣數息
一個9。

（11）伸展屏氣：雙手手掌盡量往上
伸直，將縱身線拉到最長。

（12）氣沉丹田：雙手仍扣住，掌根
按住，積氣三次，氣入中極，
氣沈丹田，肩肘放鬆，此時屏
氣，數息一個9。

（13）十指放鬆：十指朝天鬆開，掌
心朝前，畫大圓下。

10 **11**

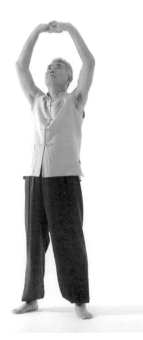

12

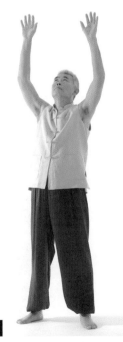

13

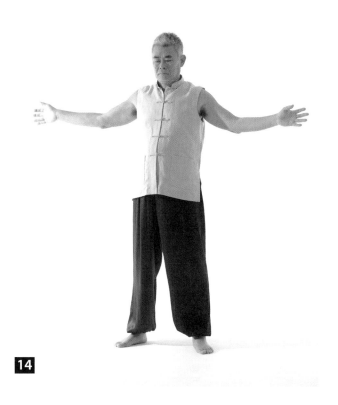

14

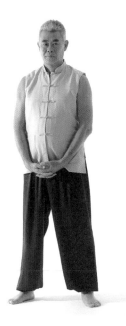

15

（14）畫大圓下：慢慢吐氣，掌
　　　心朝前，畫大圓下。吐氣
　　　數息一個9。

（15）扣手放鬆：雙手畫大圓下
　　　後，氣要吐到盡，鬆身，
　　　鬆手。再扣手預備第二次
　　　操作。

◎ 調息

此式有兩次調息（吸屏吐停）。第一次為緩衝性調息，即第 3 個分解動作「抱氣起式」，提氣鬆肘，將手抬到與肩同高屏氣；第 7～10 個分解動作的第二次提氣才是重點，運用手肘昇位橫隔膜的運動，將氣吸到最大的量。

初時可分三段吸，吸、吸、吸飽後，用氣頂住中極，再放鬆回式。意涵：放鬆肩頭，開闊心胸，提氣十足，眼觀環視，心想事成。

當開始做雙手托天時，全身要放鬆，輕緩從容的吸氣才能將氣吸足。眼睛要隨著抬起來的手勢，慢慢往上看。雙手托天時，眼睛一定要看著手背，如此，氣才會因為下顎的鬆抬，而順勢讓胸腔內吸足氧氣。當內臟充滿了氣，才有機會氣盈而下中極理到三焦。

最後畫大圓圈時，整個肩部要做最大弧度的鬆轉，如此才能同時讓緊繃一天的內臟有鬆動開活的機會。雙手掌心要朝前，順勢把胸挺出來，就會有君臨天下的氣勢。動作做正確了，在最後放鬆畫大圓下時，就會有帶放「電」的感應。如此美妙的臨場感，若無親身體會，很難以筆墨形容。

因此，在動作上，停氣時的三個收氣動作，就是把整個脊椎拉伸到最開的狀態，讓存入丹田壓入中極化成的炁，能一鼓作氣，一關關順脊而上打通督脈。通督脈後，再沿身線緩緩的兩個九拍的吸氣，讓四氣（宗、營、衛與元氣）更能匯於丹田，而靠三個積氣壓入中極。因此，在最後兩手展開放鬆畫大圓下時，才能將延連在三焦的濁氣帶出體外。只要動作正確，將會感受到一股股由體內往手指末端排出麻刺的電磁力。

◎ 操作提醒

1. 起式前一定先要把肩膀鬆掉。
2. 無論呼氣與吸氣都必須用細進細出的方式。
3. 先把動作做到最慢，如此才能有機會配合呼吸的細進細出。

4.　第一及第二動要注意手肘不可曲成 90 度，要放鬆抱圓起及沉。

5.　操作動作的節奏是一緊一鬆，一吸一吐，把肌肉拉到最緊，才有機會放到最鬆。

6.　動作做對了馬上就有得氣的感覺。

7.　每一個人活著就有「氣」及「炁」，只是這氣有多少及如何運用的問題，本式在最後一個動作會有排氣的效果，如果是生理狀況屬正常排出的氣是熱的，如體內有沾滯的濁氣被排出，從手指排出的氣就是冷的。

8.　此式有輔助正骨的作用，因此在第三動吐氣縮小腹及收下顎的三連續動作必須要確實做到。

◎ 注意事項

　　對於初學者來說，調息部分可以先不要在意，以熟練動作為主即可。而進階者才需要注意屏、停的數數。每一個屏、停的數數能持續一個九，效果是最好的。

吐氣吐盡後要縮小腹

　　當第二個調息開始，即托天式之前的停氣（即第 7 步驟），要注意吐氣吐盡後要縮小腹，且縮小腹時，必須要提胸拔背，吐氣時縮小腹縮到腎俞穴會痠，拔背到肩頸段會有緊繃感，顯示氣走到督脈，即吐氣走督脈。「督脈通，百脈通」，督脈即身體監督百脈的脈，所以，在督脈上的穴位，都對應人體的重要器官，如；心、肺、脾、胃、肝、膽、腎、膀胱、大小腸與心包、三焦。

三點向上提到底

　　托天伸展時，要注意「三點」（指下顎和兩手的掌根）往上提到底，才能把身體伸展到最極致。如同想把氣球很快吹到膨脹時，要先把氣球拉鬆同理。

鬆肘

　　當身體伸展到最開後，手肘要放鬆，並要讓氣往丹田沉，走到

任脈。任脈在古字為「妊」，表示婦科重要的穴位都在妊脈上。此時，女生要意守「命門」穴，男生則要意守「丹田」穴。

雙手伸展放鬆

最後畫大圓下時，雙手伸展放鬆，會有得氣的感覺，即十指會有電磁感應。此時再慢慢的吐氣畫大圓下，雙手始終保持著帶電的麻刺感。

◎ 第一式功效

工作時，過度專注，會讓身體「拱」著背而向前傾，久而久之就壓迫到內臟，導致內臟下垂。此時，胃下垂、胃弱，及便秘等慢性病就容易產生。第一式功效如下：

1. **全面調整臟腑**：不運動的人練習此式，能舒展腹、胸、肩膀的筋肉及活動手腕，讓內臟舒壓解放。

2. **幫助自律神經恢復正常**：配合著深長的「腹式呼吸」，不僅讓臟腑充分得到「氧」分，也能幫助自律神經恢復正常。

3. **頸椎與腰椎保健與復健**：對於頸椎與腰椎，回歸到應有弧度的正位，有非常大的保健與復健效果。

4. **排除氣滯血瘀**：對五臟六腑內，已沉積的代謝物更有以磁力排出體外的效果，因此，原本氣滯血瘀之處，會有沾連物開始剝離的疼痛好轉反應。

5. **意外的效果**：第一式還有一個意外的效果，那就是能讓人在中年之後不縮反長高，可再長高 0.5 到 2 公分。

◎ 武醫禪

「捨得」，身體的健康不外捨得二字，捨去體內不需的代謝物，才有空間納入所需的養分，讓自己精益求精。中醫講究身體的平衡，局部顯現出來的病症，用宏觀的身體結構來審視它，才能得到真正的復健而安康。理三焦就是將三焦系統內的滯氣迅速排出體外，讓「正氣」充盈體內而容光煥發。

第二式　左右開弓似射鵰　調肺理氣功夫

精、氣、神為人之三寶。肺主氣，此式為練氣之本。血為氣之母，血至氣至；氣為血之帥，氣行則血行。因此，肺氣之衰旺，關係壽命之短長。

整個五臟六腑的運作系統整理後，首要加強的是讓整個系統運作得更暢通，更有效能的心與肺經絡。一個是推動全身血液的循環，一個是氣的新陳代謝轉換。有了氣與血提供的充足動力，才能帶動其它臟腑的動態健康。

◎ 扎馬樁功效

老化從腿開始，從肌學的角度來看，最快退化的在前大腿的股四頭肌。因此，此式的蹲馬除了鍛鍊自己的股四頭肌外，更因肌肉的緊繃，讓氣能完全的走上肢的手三陰陽經，充分刺激心肺經絡的活絡暢通。

再者，萬力從腰法，萬勁從根發，萬招不離馬樁，主要的原因是只有把馬樁札下去，才能用自身的小宇宙觸動大地之氣（大宇宙）。從腳根將大地之氣導引到腰所帶動的任何動作，將力與氣完美的結合，即天地人精氣神的昇華。

馬樁札下去之後，氣存丹田，再以意導引氣到會陰穴，此時將會產生一股超乎想像的美妙感應。同時，下半身的氣勁，就能一路上傳至肺經，達到調肺理氣的目的。

凡是強化到心肺功能的養生功法，必定要配合馬樁。原因是心主火，火不可操之過旺而形成炎，因此，必得以馬樁拉開兩腎以擴丹田，如此才能在操心時，配合吐納，引腎水來平衡心經絡的運動。

◎ 本式精義：專注

工作一段時間後，覺得單調無趣，精神渙散，但又無法休息時，請先放鬆心情，眼睛往最遠處看，並做六次深長呼吸。站起來，走

到有綠地或空氣流通處，甩手後做第二式，保證立即精力充沛。

　　我們常會依循過往去處理許多事，而形成一個固定模式。當模式僵化或只是單向思考時，人會故步自封，逐漸退化。因此，我們要能從過往成功的基礎中，將目光不失焦地轉移到最遠處，又能在專注於宏觀的目標下，兼顧到眼前的根基，徹底甩開過去的虛名，讓自己在每一個調息中，都能開展人生的新機。

◎ **操作口條**

1.　馬步預備，身體打正。
2.　開胸提肘起，吸氣。
3.　兩手劍指，預備。
4.　左手沉肘，轉掌，兩眼看手橫推出去吐氣。
5.　肩肘放鬆，縮小腹，轉頭三次，停氣。
6.　肚子放鬆，兩眼看手回來吸氣。
7.　劍指變掌下吐氣。

（換右手沉肘轉掌再一次）

◎ 分解動作

（1） 馬樁正身：馬樁站好後，拔背（即背脊挺直）。

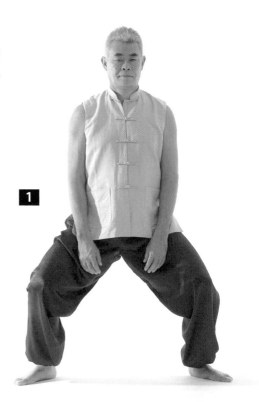

（2） 開胸提肘：吸氣，大臂抬起，擴胸，大、小臂平舉與肩同高，小手臂要放鬆（即手肘到手指段放鬆），不比大臂高。吸氣數息一個9。

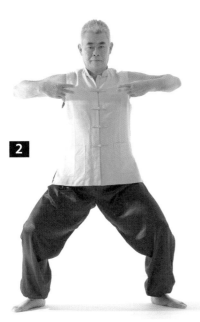

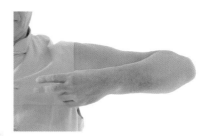

（3） 劍指預備：大拇指按住無名指與尾指；食指和中指伸直併攏，此為「劍指」。

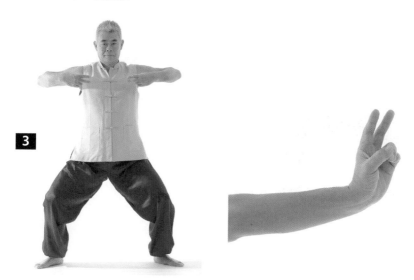

（4） 劍指推出：左手比劍指，手肘向下緊靠身體，劍指朝上。吐氣時，將劍指直線向左側推出，眼睛要一直看著劍指，右臂仍維持平肩。

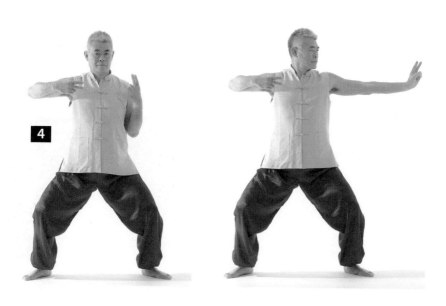

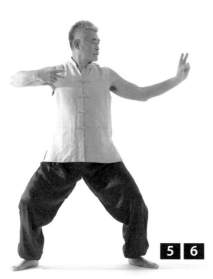

（5） 扣手朝天：手伸到最遠，掌根往身體方向內扣，劍指朝天，與手臂成 90 度。

（6） 鬆肩沉肘：劍指朝天，肘、肩放鬆，縮小腹，停氣，數息一個 9。

5 6

（7） 回轉吸氣：手腕向身體方向翻轉，手心朝自己，吸氣，手肘往身體的方向移動，將劍指收回。吸氣數息一個 9。

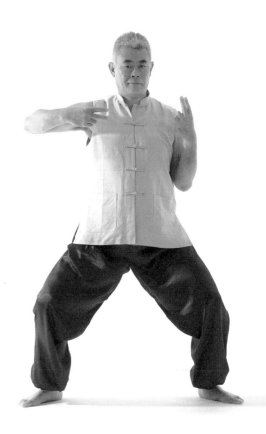

7

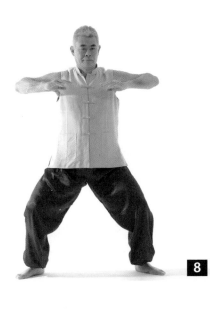

8

（8） 劍指收回後，拔背，擴
胸，氣沉丹田，屏氣，
數息一個9。

（9） 劍指變掌下：劍指變平
掌，吐氣，手慢慢往下
垂。吐氣數息一個9。

9

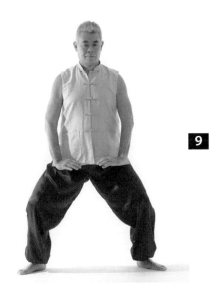

125

◎ 調息

　　練此式時，需配合腹式呼吸乃至丹田呼吸，如此，才能讓陽氣充滿體內（從丹田延到腳趾頭，並竄到指尖）。

1. 初站馬樁時（即初蹲馬步時），不必要求要站到低樁，只要感到兩腿微痠即可。　但必須要求上身要拔背挺直，也就是脊椎拉直以利於調息。等練習一段時日，當腰和腿有力之後，馬樁就自然的可以扎低。
   意涵：扎下天、地、人的正氣
2. 雙臂要撐開，兩肘與臂肩線要在一條線上，唯有如此，才能確實做到開胸動作，此舉不僅能讓雙肺得到伸展，也能拉到心肌（心肌缺乏保健而造成的損傷，是造成心肌梗塞的元兇）。

　　藉由緩慢的吸氣，讓伸展開的肺有機會吸足氣（常態的呼吸只用到肺容量的 1/3），站樁時，因為已將丹田區開展，就容易讓氣下到丹田。

◎ 操作提醒

1. 此式著重在心肺經絡的氣運，未免心主火的火過旺而傷身，必須要以馬步的步法來操作，但蹲馬步因人而異，不可勉強或操之過急，蹲馬的要點為大腿微痠、腳趾抓地。
2. 開胸提肘後必須拉滿弓，讓上肢肌肉有緊實的感覺後，再鬆肩肘，此時掌根要按住，劍指的姿勢必須正確，氣就自然能導到劍指端。
3. 此式操作正確，立即就有好轉反應，但馬樁必須堅持從一個九開始蹲站到三個九。
4. 好轉反應是心肺功能的正常，能輔助到腎功能的固精效果。

◎ **注意事項**

1. 必須注意做足馬樁基本功，若馬樁樁功不扎實，「劍指」的停氣動作會受到影響。

2. 樁步游刃有餘，更容易將氣沉丹田，並引氣到門穴，且直竄大椎走督脈，讓腦幹到丹田這條「人體光纖」，得到充分保養。因為這條體氣光纖所牽動的是——人體在健康失衡時的自癒力，及常態下的免疫力。

3. 下肢肌肉多屬不隨意肌(不需大腦下指令便可自動產生動作)，因此，需要經常鍛練以強化其肌力，這對於三十五歲以後的骨骼，是絕對必要的保護。就如建築物在鋼筋外的水泥與磚牆，形成對鋼筋的保護同理。

4. 劍指的動作必須注意的是雙肘與肩同線，以及中指、食指雙指的朝天，因為只有中、食指朝天內扣的動作，才會拉到心包經的天河水，也就是從勞宮穴到曲澤穴這一段。此段穴位對心臟的心律不整、心絞痛，來自於壓力的頭痛，心慌氣短都有很好的調整效果。第 6 步分解動作的停氣如果超過兩個九，效果會特別明顯。

◎ **第二式功效**

1. **強化心肺功能：**大臂與小臂平舉，與肩同高，這個動作能拉開心肌，強化心肺功能。

2. **刺激心包、心及肺經絡：**劍指沿著肩線平直的往外推出，推到盡處時，雙指朝天，手腕內扣，即手腕向上撥，按出掌根，此舉能夠刺激手上的心包、心及肺經絡。

3. **鍛練眼肌：**眼觀劍指由內而外出至最遠端，除了鍛練眼肌之外，也在於練習將氣導向指尖。

4. **強化心、肺、腎、膀胱：**對於腰和腳弱的人來練習此式，只要持續練習三天，就會有好轉反應，若能持續練習七到十天者，

更能明顯地改善腰力及腳力。過胖者也可多練此式，能去除腿部贅肉，雙腿會變得修長均勻。

5. **豐胸**：不僅對於腎、膀胱有直接刺激強化的作用，也能讓胸部豐滿有彈性（胸部豐滿主要在於賀爾蒙分泌適當，及肌肉因循環良好而柔軟）。

6. **改善睡眠品質**：對於失眠和不眠症的人練習此式，能改善其睡眠品質，容易熟睡。

7. **增強腿力及心肺功能**：此式如果能夠持續練一週，腿力及心肺功能都將明顯增強。男性晨起會有搭帳棚現象。

◎ **武醫禪**

　　「精準」，張滿弓之後得停住氣，專心一致追準目標，朝獵物前進的方向，確實掌握動向，才能一擊致勝。身體的健康必須仰賴氣、血的輸運。因為氣滯與血瘀即保證全身系統通暢運作的關鍵，有氣才有力，有血才有肉，這是生命力的元素。

第三式　調理脾胃須單舉　陰陽協調平衡

此式上舉之手為陽手，下壓為陰手，又以背骨為中心取得全身平衡，即為中國自古所說的陰陽協調與平衡。

陰陽學說在此式得到充分的體現，因上揚之陽手為提振肝之陽氣，讓腎之氣化能得到充分的支持引清氣上升。而陰手主肅降，也就是肺主金，讓消耗的物質能肅降而下，得以排出體外的就盡快排出，能再生利用的就如金般的入土蘊藏，做更有價值的再利用。

兩掌循足陽明胃經上托下按，同時意守丹田，引脾胃兩經之營氣，以達調理脾胃之目的。脾主運化。脾脈者土也，土生萬物。胃為水穀之海，為後天給養之源泉，故此法主要在健後天之源。

在整個三焦系統整理與心肺功能強化之後，人的發育成長則需要天的正氣（流動的純淨空氣）與大地萬物的滋養。而脾胃具有後天萬物於人體養分的吸收與消化，提供完全的能量轉換功能，因此，稱之為後天之本。除此，人體肌肉的增長，更要靠食物萃取出來的能量，供應它的肌能，讓人的活動無所不至。

從養生的觀點來看脾胃，它是營、衛之氣的來源，營氣提供的是經絡的生物電能，而衛氣則是調控體溫與外界溫度落差的平衡防衛之氣。所以脾胃的功能，決定了人的動態平衡所該維持的基本健康。

◎ 本式精義：協調

飯前或飯後半小時，或者在午休過後操作第三式，做一下協調動作，會讓心胸開闊、心情舒暢。

協調有多重要？以職場而言，誰的協調能力強，誰就能往金字塔的高層更進一步，協調是讓專業邁向領導階層的必修課題。

試想，全球化時代，經濟浪潮已打破無國界的區域發展，單打獨鬥的時代已被具有競爭力的團隊作業所取代。而團隊成員的組合不僅來自不同家庭，也可能來自不同國家和文化背景。若想要讓一

群不同學經生活背景的人，在極短的時間內有共識且產生戰力，不能只看「專業」，固然它是進入團隊的基本條件，唯有能協調整合團隊中的專業成員，才是最有價值的人。

◎ 操作口條

1. 肩肘放鬆，提肘抱圓起，先走手再慢慢吸氣。
2. 平肩後屏氣。
3. 反掌，肩肘放鬆，按掌根整隻手自然往下沉，吐氣。
4. 掌根按住，肩肘放鬆，十指相對，收氣三次。
5. 停氣一個九。
6. 肚子放鬆，左手放前，反掌向上提氣，沿身線往上走，慢慢吸氣，數兩個九。
7. 掌根按住，肩肘放鬆，積氣三次，屏氣一到三個九。
8. 掌心朝前，肩肘放鬆，慢慢畫大圓吐氣。

◎ 分解動作

（1）　全身放鬆：腳與肩同寬，
　　　　腳尖內扣（即雙腳尖微呈
　　　　內八），舌尖抵上顎，拔
　　　　背（即背脊挺直），雙手
　　　　放鬆。

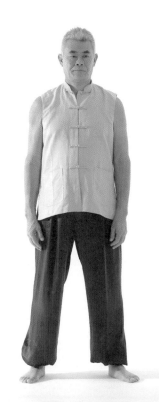

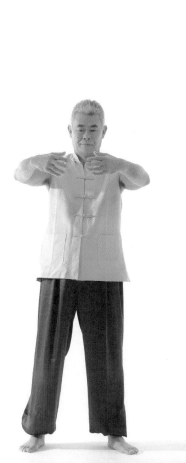

（2）　抱氣起式：雙手臂虛
　　　　圍似成圓，用大臂緩
　　　　緩抬起，吸氣，手肘
　　　　放鬆，十指要相對，
　　　　吸氣數息一個 9。

（3） 平肩屏氣：雙臂抬起，手不過肩，十指相對，吸足氣後，氣下沉到肚臍下丹田入中極處，屏氣，數息一個9。

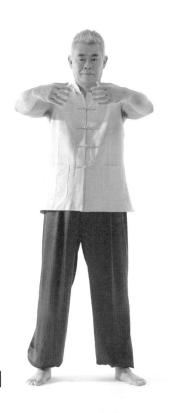

3

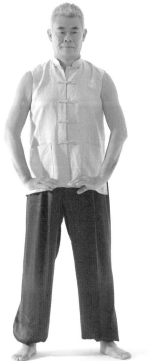

4 **5**

（4） 反掌下沉：雙掌往內翻，掌心朝下，手掌與地面平行，雙手十指相對，吐氣，雙手自然的藉由重力往下垂，吐氣數息一個9。

（5） 停氣縮腹：雙手掌根按住，十指仍需相對；縮小腹，拔背，停氣，數息一個9。

（6）　擺手按掌：左手擺在身體
　　　　中線處前；右手擺身旁且
　　　　按掌，五指朝前（此為第
　　　　一次，第二次則為右手在
　　　　前，左手在旁。）

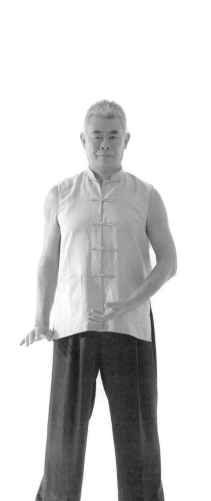

6

7

（7）　前掌翻上：左掌翻上，沿
　　　　著身體中線抬起，吸氣。

（8） 翻轉托天：繼續吸氣，左手抬升至肩時，再翻轉托天直揚，
　　　　眼睛要看手背。

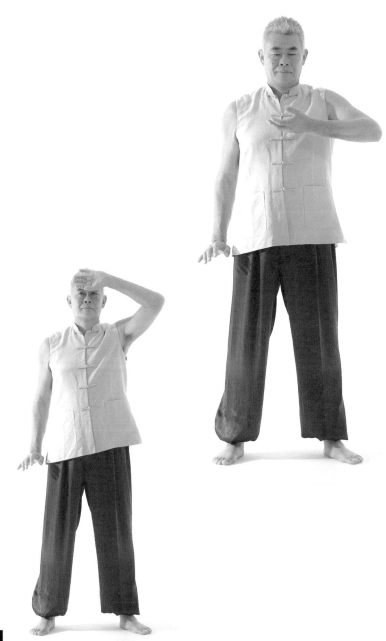

8

（9）　掌根按住：手盡量往上伸直，將縱身線拉到最長，此時上下
　　　　雙手掌根按住。

（10）氣沉丹田：上下雙手的肩肘放鬆，掌根按住，積氣三次，氣
　　　　沉丹田入中極，屏氣，數息一個9。

（11）上下手鬆：上下雙手放鬆，手指伸直，手指會感覺熱脹麻
　　　　刺。

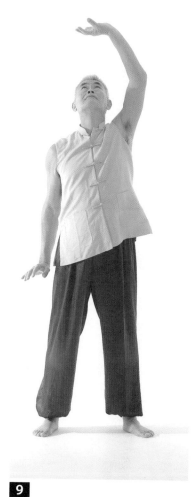

9

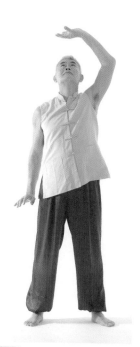

10

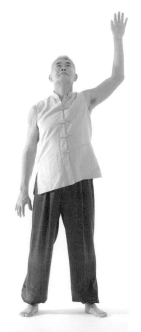

11

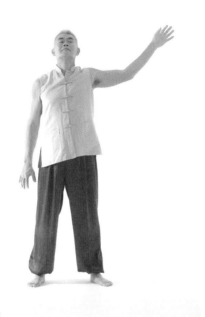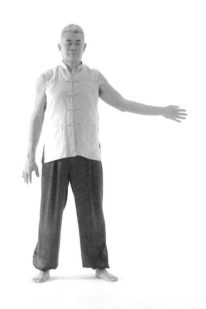

12

（12）畫大圓下：上手的掌心朝
前，畫大圓下，吐氣，數
息一個9。

（13）吐氣鬆身：放鬆身體，回
到自然站立之式，收式。

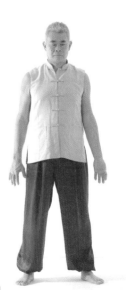

13

◎ 調息

　　將全身的氣息做鬆緩的醞釀。單手提式揚氣，蘊涵著奮起之念；單手提到眼前觀照而翻轉托天，意味著唯有懂得以週邊的人、事、物來觀照自己心性的人，才有機會面對自己的不足，並隨時能鼓起勇氣翻轉、改善，藉以產生托起一片天的契機。

　　人的雙手雖具有相同的功能，但需相互照應協調，才能讓事情進行得順暢。因此，身體的左右協調與平衡，正是相應人生有正反兩面，進而達到心平氣和、從容鬆緩的境界。所以本式有著「揚起、觀照、翻轉、托天」的生命意涵。

◎ 操作提醒

1.　操作此式最重要的是鬆肩、沉肘、按掌。
2.　手的起式動作循著第一式走，注意的是掌心朝向自己，十指相對，讓十指端所排出具有電磁力的炁，能相圍成為一個磁場。
3.　此式有上下手的動作，剛開始練的學員經常只注意上手，忘了下手的動作。

◎ 注意事項

　　此式因有上陽手與下陰手，陰陽兩極的位差愈大，造就了氣的運行愈強，因此，此式的氣感（也就是生物電磁力）特別強。將氣導出之後，再配合脾胃經絡的按摩與敲打，效果更顯著。

　　做此式比較有趣的地方是，當陰陽手屏氣時，調整掌根及手掌的位置，可以感覺到氣的強弱，兩手就如天線一般，自會從調整中找到氣感最「強」的角度。八段錦最有趣的地方也就在此，只要把握要領做對，身體不會吝嗇給予回饋。

◎ 第三式功效

　　此式的單舉手動作，牽動到體內上升與肅降之氣於體能的平衡循環。上升之氣為脾氣與肝氣，肅降之氣為胃氣與肺氣。經絡之氣

來自於脾胃，因此，操作此式時手的得氣麻刺感會特別強烈。對於理氣（如打嗝不止）及胃氣不肅降而引發而來的胃疾有特別的效果。

1. **提高免疫力**：脾胃是很務實的經絡，脾臟是製造血液中淋巴球的重要臟器，刺激脾臟則能提高免疫力。而脾經為後天之本，人體從食穀中所吸收的生命精微物質，就是靠脾來運化到身體各部位，運化過程中產生的廢物，也要靠脾來排除。換言之，人在母體時的精微物質，是靠母體吸收食穀之後，以臍帶輸送給胎兒，當胎兒離開母體之後，就靠自己的脾胃來運化。因此稱之為「後天之本」。

2. **平衡身心**：在臟器中，最敏感、最容易失去平衡的就是胃腸，只要稍不平衡，就會對身體造成影響，所以練習此式，能適時的調整身體，藉以取得身心平衡，達到神清氣爽的目的。
   此式為雙手一上一下的交互活動，以側腹經絡為中心，給予身體強烈刺激。因此，對於胃炎、胃潰瘍、十二指腸潰瘍等腸胃不適的人，將會有很大的助益和改善。

3. **其他功效**：如增加白血球中淋巴球的抗體，提高免疫力，促動人體陰陽協調的機制，以及對最敏感的消化系統的平衡，提供最佳的調控刺激。

◎ **武醫禪**

「尊賢」，真正的強者，不在於自己練得有多壯，多有財富，而在能尊賢納士，廣聚群賢，讓自己成就一個局。人是鐵，飯是鋼，再強的人也要懂得飲食的控制與養分的補充，而非一昧的逞口腹之慾，製造不必要的代謝物。社會是團隊運作的社群關係，如何整合外部資源，形成一個更強大的機制，才是我們必須養成的前瞻性思維。

第四式　五勞七傷往後瞧　以後天補先天

◎ 真氣運行法

在先天三焦系統的整理，心肺功能的強化運行，再加上後天脾胃循環平衡的整合後，需要一個完整的管理系統來督導這些機制的運作，這個系統就是「督脈」，監督百脈。

督脈通往腦幹的關鍵就是頸椎，即全身功能的指揮官，最重要的是資訊的傳遞交換與判斷，所以，頸椎的暢通是很大的關鍵。

頸椎是所有脊椎中最細的，因此，兩邊肌肉的鬆緊對於椎位是否正位，扮演很重要的關鍵。頸椎是有弧度的，它的伸展拉開需要一個轉頭抬下顎的角度，才能真正的鬆開，而不是直接用牽引的方式取得椎間盤的正常空隙。

此式為疏通手足十二經脈及奇經八脈之經氣，又稱丹田運轉法或稱下丹田運轉法。丹田穴為後天氣之源，命門穴為先天氣之本，故此法是以後天補先天的真氣運行法。

對頸部僵化的人來說，要做轉頭或向左右回轉的動作相當困難。頸部僵硬者自律神經反應不佳，且內分泌遲滯，極易感覺疲勞。頸部與脊椎相連，也是腦與脊髓的聯絡點，若有病，頸部以下就會受到影響。

此式首重於打開督脈、監督百脈之關鍵穴——大椎穴，因此，停氣轉頭是為所練之定式。縮腹到足以提胸拔背，更激化大椎穴的效能。看似簡單，但要更多的練習，才能體會其奧妙之處。

◎ 本式精義：從容

當過於專注於思考，導致思考停滯時，不妨輕緩從容的深長呼吸幾次，做頸部運動，再做第四式。神奇的爆發力，將一湧而出。

俗話說，人生不如意事十之八九，當遭遇困難時，記得從容以對，才不會自亂陣腳；因為從容，使我們得以在團隊中，成為一個

有「度量」的人，給別人成長空間，也是給自己開展機會。

要記住，一個有戰力的團隊，是集合每個人的「智慧」而成，而不是勞務。智慧是從經驗取得，訂定目標時，要釋出空間讓團隊去做，鼓勵每個人放手一搏，但又不影響整團隊的進度及主軸，這是需要經常練習的。因此無論遭遇任何困境，都要記得從容應對，讓團隊有機會化危機為轉機，同時造就出更多能獨當一面的幹部。

◎ 五勞七傷的定義

五勞	七傷
心勞、肝勞、脾勞、肺勞、腎勞	陰塞：血液循環不良
用眼過度對「血」有害	陰痿：性能力衰退
睡眠過久對「氣」有害	裏急：排便不良
坐得過久對「肉」有害	精漏：精氣遺漏
站得過久對「骨」有害	精少：精液量少
走路過久對「筋」有害	精清：精液濃度稀薄
	小便數：小便不利

◎ 操作口條

1. 提肘抱圓起，先走動作，慢慢吸氣。
2. 反掌，肩肘放鬆，掌根按住，自然下沉，隨著吐氣，此時配合著緩慢轉頭（先向左轉）。
3. 停氣時掌根按住，十指相對，縮小腹轉頭，下顎盡量抬高，停氣一到三個九。

◎ **分解動作**

（1）　全身放鬆：腳與肩同
　　　　寬，腳尖內扣（即雙腳
　　　　尖微呈內八），舌抵上
　　　　顎，拔背（即背脊挺
　　　　直），雙手放鬆。

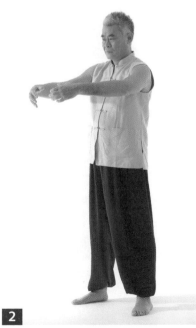

1

（2）　抱氣起式：雙手臂似圍
　　　　成圓，用大臂緩緩抬
　　　　起，吸氣，手肘放鬆，
　　　　十指要相對。吸氣數息
　　　　一個 9。

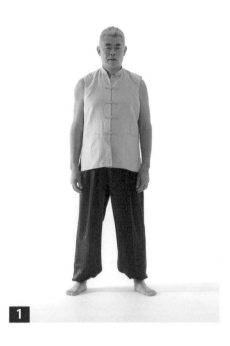

2

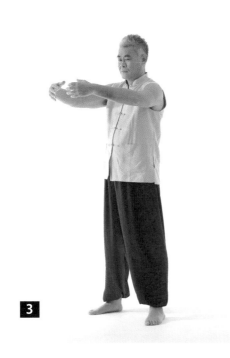

3

（3） 平肩屏氣：雙臂抬起，手不過肩，十指相對，吸足氣後，氣下沉到肚臍下丹田處，屏氣，數息一個9。

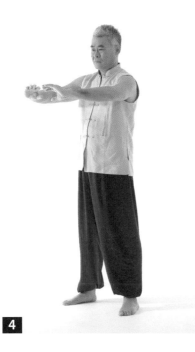

4

（4） 反掌下沉：雙掌往內翻，掌心朝下，手掌與地面平行，雙手十指相對，吐氣，雙手自然下垂。吐氣數息一個9。

（5） 轉頭吐氣：當手往下沉時，要邊吐氣邊向左轉頭（此為第一
　　　次，第二次則是向右轉頭）。

（6） 停氣縮腹：雙手垂放到底，按出掌根，十指相對，縮小腹，
　　　拔背，轉頭轉到底，停氣，數息一到三個9。

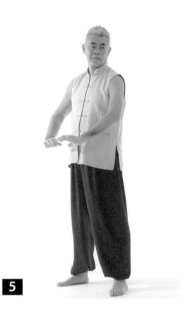

5

6

（7） 回正鬆身：停氣停到不能再停
　　　時，頭回正，全身放鬆，自然
　　　吸氣。

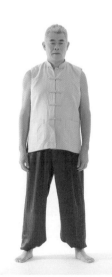

7

◎ 調息

此式為轉頭吐氣，轉盡停氣。吐氣是對經絡最具激化性的動作，轉頭的動作，也與開關一樣有異曲同工之效，就如同打開督脈之氣的總開關般。

在轉到盡時，一定要縮小腹，提胸，拔背。頭可以再旋更緊再停氣。此刻停氣的動作配合全身放鬆，手指末端就會有強烈的麻刺得氣感。停氣兩個九以上就會開鼻竅。

◎ 操作提醒

1. 操作此式頭千萬別低，反而要昂起來。
2. 注意停氣時掌根按住，手肘端出來，十指相對。

◎ 注意事項

此式功能雖然非凡，但動作卻極簡。因為無論在於「僵化」、「過勞」之後的放鬆，或是要啟動一個運作系統的開端，要注意的還是那三個竅門：放鬆、放鬆、再放鬆。當真正放鬆把動作要領都做對了，兩手從勞宮穴到手指末端都會有熱脹麻刺感。

◎ 第四式功效

停氣時的氣感應該是最強的，尤其是走督脈，氣感最強的十指十合穴一定要相對到，讓氣轉換成炁，形成一個迴路，並靠著轉頭抬顎的動作引導到頸椎，除了拉開椎間盤的空隙外，更能刺激到椎間盤的神經，以達到保養椎間神經的功效。

身體重要的器官，都依序掛靠在脊椎旁，因器官多是「官官相連」，也是「官官相護」的，而脊椎又是身體的「中流砥柱」，不但要撐起全身的硬度與彈性（骨質要健康，需有一定的密度），更要造血維持體內的「貨暢其流」。

這跟做人處事的道理一樣，想要撐起一片天，就必須將資源整合連結，並充分溝通，讓整個系統都能欣欣向榮，藉由互助大家才

能成功，才能將自己的人生經營得有聲有色。

本式對應著十二經絡之首的膽經，具有啟動十二經絡的能量。對頭痛、眼壓過高、青光眼、腹部及大腿的贅肉，以及婦科的症狀都有很好的保健效果。

膽經的特色是從頭到腳，一直延伸到筋的會穴（陽陵泉穴），因此，對於預防或治療腳的抽筋，與身體各種發炎狀況，都會有極大助益。

此式若能配合敲打膽經，疏通經絡，對於八段錦接下來要做比較大的動作，且需要腰腿柔軟度強的第五式「搖頭擺尾去心火」及第六式「雙手攀足固腎腰」都有很好的引導作用，所以，第四式具有承先啟後的關鍵地位。

◎ 武醫禪

「反省」，一個完整的機制，就如中草藥方劑的應用一般，必須要有君、臣、佐、使等四種角色相互協調整合共識，才能達成明確的目標。因此，團隊中的每個角色都能轉位反省、了解、體諒與幫助他人成功。督脈為監督百脈，而監督的目地在於反省容錯的調整。用正向的鼓勵與引導，讓系統在正確觀念的引導下日益完整。

第五式　搖頭擺尾去心火　為全身上機油

當前四式的臟腑都整理過之後，接下來就要把七大關節的枝節，好好的調理一遍，這就是本式的精要。

◎ 何謂心火？

所謂「火」，是指自律神經中的交感神經呈現緊張狀態。「心火」，以現代語彙來說即是焦慮、不安、不滿等精神緊張的問題。

交感神經緊張時，由於腎上腺素的荷爾蒙的作用，會產生心臟搏動加速、體溫上升、血糖增加、血管收縮、食慾減退、消化分泌降低、呼吸加快等變化，進而導致焦慮和緊張等問題。最生活化的案例：心事太多，晚上「火旺」睡不著，就必須引腎水上滅心火。

本式就是要化解這些問題。心屬火，所惡為熱，凡心火旺盛、心血不足或腎水不足、心火獨亢（上升）等均為病。本功法一能幫助脊椎運轉，使意守湧泉穴，以腎水濟心火，則心腎相交，自癒力大增，問題迎刃而解。

本式看似「很難」，其實只要依循著教練前面精展操的領功及前四式的洗禮，一點都不困難，尤其教練團都是領有傳統整復師證照的教練，從精展操中就能知道學員的關節卡在哪，會適時的給予自主復健或是推拿的指導。

慢慢操作，關節活動開了，身體也跟著靈巧了，思路也更會跟著活絡，尤其是吐氣肩帶腰轉三次之後的屏氣，促動著腎水的上升以滅心火。腎水不但能滅心火，更是補充全身軟組織唯一的補充液，如膝關節的半月軟骨，每節脊椎中椎間盤的髓核及肌腱等，因此，此式是為全身上機油的經典之式。

◎ 本式精義：堅持

當看電視、看書、坐車或維持相同姿勢太久，覺得全身僵硬，身體不太聽使喚時，甩一甩手做第五式，保證全身每一吋肌肉筋骨，

頓時甦醒，隨時待命。

　　人們常用「只要堅持最後三秒鐘，以贏得最後勝利」，做為不願面對事實的藉口。殊不知每一個成功背後，都必須累積無數個失敗及發自於內心面對失敗的勇氣，因為唯有從真正的承認失敗中，才能得到調整的機會，所以，堅持的心，是放在追求真理的態度上，而非表面輸贏。

◎ 操作口條

1. 馬步預備，身體打正，擺手（四指在內大拇指在外）。
2. 吸一口氣，屏住，腰左下，平轉吐氣。
3. 轉到左手打直，沉左肩，高低肩拉出來。
4. 肩帶腰再轉三次，吐氣。
5. 仰頭吸氣，回頭過肩，看膝，屏氣一個九到三個九。
6. 身體打正，收腿 。（再一次右下）

◎ 分解動作

（1） 馬樁正身：馬樁站好後，拔背，四指在大腿內側，大姆指在
大腿外側（估量站此式馬樁的步幅：以肩頭要靠到膝頭為原
則）。

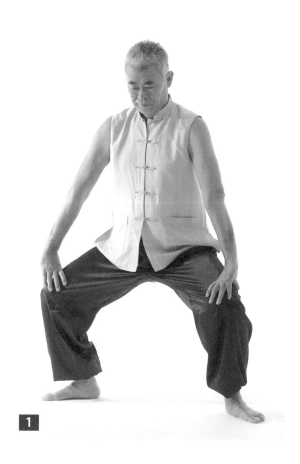

1

（2） 下肩屏氣：吸飽氣，屏氣後，身體往左下（此為第一次，讓
左肩頭碰到左膝頭，第二次時，身體要往右下，讓右肩頭碰
到右膝頭），四指放在腿內，大拇指在腿外側。

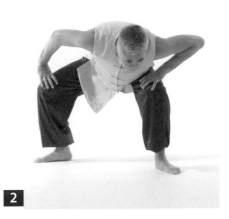

（3） 平轉吐氣：平轉身體，吐氣（與地面成平行，第一次由左至
右，第二次由右至左）屁股要往後上翹。

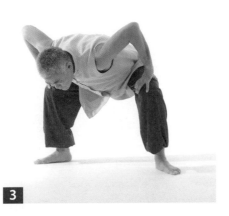

（4）　按掌伸直：掌根按住，左手肘打直。伸直的手要成為直線，
　　　　手肘不彎曲。（第二次時，則換右手肘打直）。

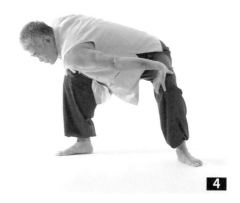

4

（5）　沉肩轉腰：吸氣抬頭，左手伸直，手肘不彎曲，左肩頭下
　　　　沉，先鬆腰再扭腰，扭轉脊椎，有活動伸展整脊之效。（第
　　　　二次時，則換右手伸直，手肘不彎曲，右肩頭下沉）。

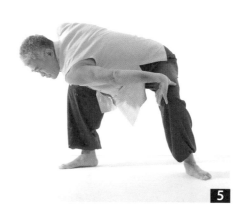

5

（6）　過肩看膝：抬頭轉頸，過肩看膝蓋（手肘打直並撐住的那個膝蓋），屏氣，數息一個9。

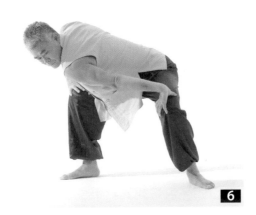

6

（7）　鬆身擺正：屏氣屏到底時，身體再回正放鬆，自然呼吸。

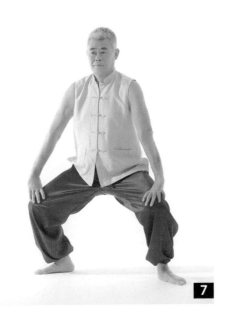

7

◎ 調息

此式的第一個動作在吸氣且氣沉丹田之後，右下腰的動作與左下腰都是屏氣，平轉時才吐氣。左右下腰屏氣的用意，旨在將氣壓入丹田。最後抬頭吸氣，轉頭過肩，看膝屏氣，只要肩能帶著身體再旋轉更緊些，就會明顯感受到腎水上引的效果，此為「去心火」。

◎ 操作提醒

雖然操作此式對有些學員來說可能難度較高，可以先坐在凳子上練習轉體等動作，習慣後再撤凳子。

◎ 注意事項

如果這個動作做對，背骨與脊骨會有熱熱的感覺。除了這是腰骨轉動達到效果的證明，也是此式給予身體的奇妙回應。當沉腰轉肩屏氣時，肩再扭轉一下，也就是氣屏在丹田處，當上身扭轉時，口中的津液就會從金津玉液兩穴湧出，表示是引腎水上行去心火，因有此搖頭擺尾去心火之名。

提醒大家，一開始如果在定式上不能一次就做到位，可先做「響尾蛇式」的暖身動作。先把下肢定位後，吸氣，左肩下沉碰膝，提臀，平轉吐氣到右膝，左右來回做 10 ～ 12 次，即重覆第 1 ～ 4 分解動作，而轉的幅度是以手按掌，肘打直為準。

◎ 第五式功效

練此式可把腎區放鬆，腰椎一到五及腸骨邊，可以得到伸展。常做此式，不但能杜絕腰痠背痛，更能預防膝關節退化。

一個人能站能坐，是因筋肉的支持。過分勞動的筋肉，自然會感到疲勞。但在眾多筋肉中，有些是不管如何使用都不會感到疲勞，反而在停止使用時會變得脆弱，這就稱為「緊張肌」。緊張肌於收縮時，會透過腦幹，刺激大腦。緊張肌多聚集在於腿部，若不加以使用，其刺激就會減少，腦的功用也會相對衰退。因此，能適當的

站立或走路是很重要的事。

　　而蹲馬步（以放低腰部的姿勢站立）能使緊張肌興奮，再將興奮的訊息傳達到腦部，活化大腦。腰腿衰弱，頭腦迷糊，是人在老化的過程中極為顯著的特徵之一。此式在防止老化、保持青春、避免頭腦遲鈍有很大的成效，且腰部不但對運動選手很重要，更是一般人活動與安定的中心，此式能強化腰部的功用。

◎ 武醫禪

　　「靈活」，必在關節處，在整個系統中能識得關節處，就是識時務者為俊傑的座右銘。關節必是肌肉的起止端，強韌的肌腱所發揮作用之處。因此，肌肉的伸展才能保持關節的靈活，有此兩要素經絡才得以暢行無阻，這就是心想事成的唯一途徑。

第六式　兩手攀足固腎腰　強腰健腎之法

腎為先天之本，主水，受五臟六腑之精而藏之，故腎氣盛衰關係到身體的強弱和後代之繁衍。此段功法即引丹田之氣，促動腎之井穴（即湧泉穴），以補腎氣。鬆腰仰體為加強腰部之氣感，手沿「足太陽膀胱經」而下，再引氣自「足少陰腎經」而上，此均為強腰健腎之法。

◎ 為什麼稱為「腰」？

當全身都調理好，這時是不是想動一動，看全身還有哪裡卡住？萬力從腰法，腰是人動力的源頭。腰之稱為「腰」，即為身體的「要害」，謂之重鎮之意，但為何腰部除了腰椎之外，無如胸骨與肋骨所圍繞的胸廓來保護呢？那就是要多運動，把此區該排出的廢物盡速排出體外。因清氣往上升，濁氣下沉，排出體外的關鍵在此之外，所有的經絡也都束於此，氣也在此轉換成具有電磁力的炁，藉著身體的放鬆及旋轉的動作將炁循著動作傳送周身。

腹部也是最容易堆積代謝物，藉著旋腰的動作及調息的配合，將代謝物迅速排出體外，代謝正常了要生病還真的不太容易。所以此式會用手擬比七，以身體最末端的手指，牽引軀幹做 180 度的迴旋。同時也藉著放鬆旋轉的離心力，讓經絡得到加持而暢通，因此動作雖大，但須將身體放到最鬆，才能享受到通體暢快的快感。希望大家修習本式時，都能有「心領神會，如魚得水」的自在圓融感，對身心都有極佳助益。

◎ 本式精義：面對

每當遇到挫折及障礙，需要勇氣來面對及克服時，先前後鬆腰，然後做第六式，若做完此式，還是堅持要往前衝，那麼，一定會成功，包括減重。

中國字有趣的地方，在於「望文生義」，腰即人體的「要害」，

也就是人身體最重要的地方,人體的發電廠在於腰(丹田),人體排除毒物的器官都集中於此,不但如此,連讓清氣上升的關鍵,也在腰部的命門穴。因此,腰所牽動的是一個龐大又複雜的運動機制。即運作機制的關鍵點。體質好壞,就看腰的柔軟與否。

做人處事也是如此。往往一個掌握關鍵性的柔軟動作,就能帶動整個機制的運動。對身體而言,腰愈柔軟,越能帶動五臟六腑的運動;對人生而言,在關鍵時刻愈能放軟身段,也將發揮最大的影響力。

◎ 操作口條

1. 肩肘放鬆,提肘抱圓起,先慢慢走手,再吸氣。
2. 反掌吐氣,掌根按住,整隻手往下自然沉下。縮小腹,收下顎,一次停氣一個九。
3. 肚子放鬆,兩手比七,沿著身線往上走,先動作再配合慢慢吸氣。
4. 肩夾骨拉高之後,肩肘放鬆,屏氣到左歪腰下吐氣。
5. 提氣後旋,拔背,前旋吐氣。
6. 提氣後旋,下顎往後伸,頸椎拉出來,前旋吐氣。
7. 提氣後旋,腰往後伸,腰椎拉出來,前旋吐氣。
8. 提氣後旋,手指往後伸,整個脊椎拉出來,積氣三次,屏一下氣,前旋吐氣。
9. 提氣,將身體自然放鬆,拉起來慢慢吸氣,身體打直,再抬頭,提手,再吸一口氣。
10. 反掌吐氣下,虎口捉腳後跟,身體往腳的方向壓三次,把腹部的氣整個壓出來。
11. 最後身引手起,收氣。

◎ 分解動作

（1） 全身放鬆：雙腳打開，比肩略寬，舌抵上顎，拔背（即背脊挺直），雙手放鬆。

（2） 抱氣起式：雙手臂似圍成圓，用大臂緩緩抬起，吸氣，手肘放鬆，十指相對。吸氣數息一個 9。

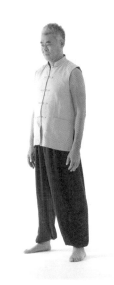

1

2

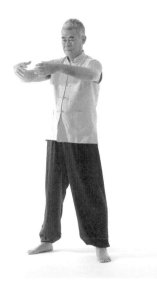

3

（3） 平肩屏氣：雙臂抬起，手不過肩，十指相對，吸足氣後，氣下沉到肚臍下丹田處，屏氣，數息 1 個 9。

（4） 反掌下沉：雙掌往內翻，掌心朝下，手掌與地面平行，十指
相對，吐氣，雙手自然下垂。吐氣數息一個 9。

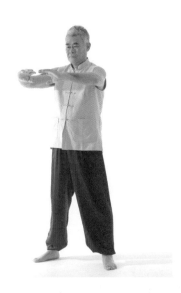
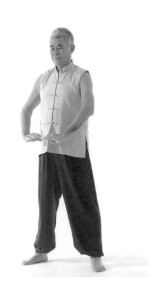

4

（5） 停氣縮腹：雙手掌根按住，十指相對；縮小腹，拔背，停
氣，數息一個 9。

（6） 手比七提：雙手比「七」，且大拇指微靠。

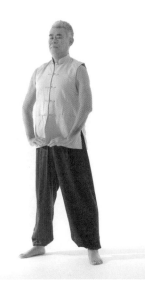
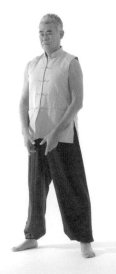

5

6

（7） 延身線上：雙手延前身線往上提。

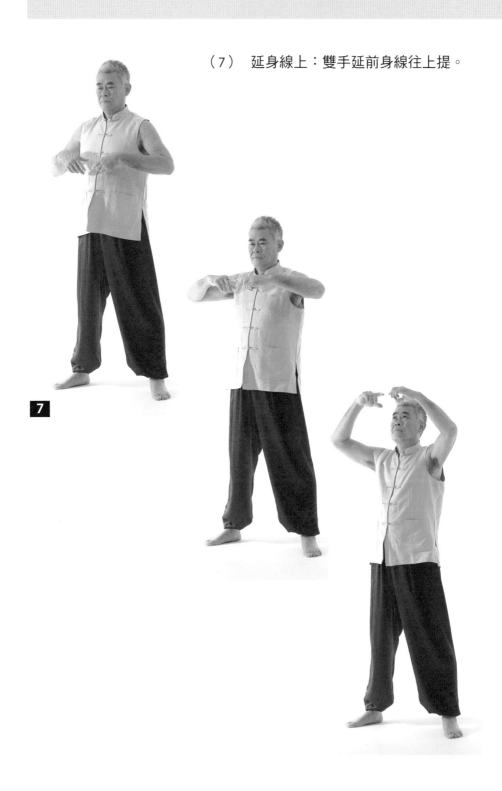

7

（8）　縱身伸展（1）：將身體縱線拉
　　　　伸到最長，做最大的伸展，眼
　　　　睛看手指。此為第一次伸展。

（9）　左歪腰：先往左側歪腰，在上
　　　　方的右手往側伸展，拉出側身
　　　　線，屏氣。

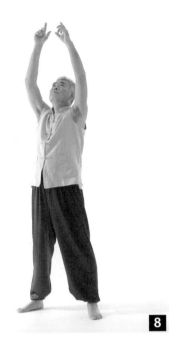

8

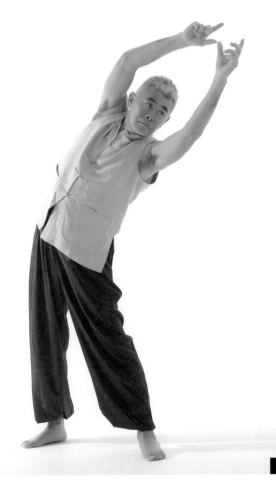

9

（10）鬆身前旋（1）：雙手左旋向下轉到底，頭手垂下，回到前方，前鬆腰，全身放鬆，尤其頭肩一定要放鬆，自然垂下。

（11）提氣後旋：提氣，雙手往右向後旋上，邊旋邊吸氣，繞半圈，頭手回到身體中線。

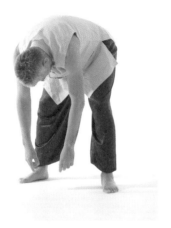

10

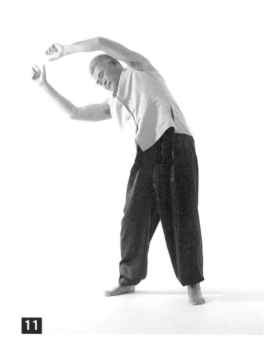

11

（12）縱身伸展（2）：拔背，即雙手往上伸展拉直背脊，鬆肩
　　　 胛，手伸展到眼睛所能看到的最遠處。此為第二次伸展，重
　　　 點在鬆肩胛。

（13）前旋吐氣：往旁歪腰，要拉到側身線，前旋均為吐氣。

（14）鬆身：雙手左旋向下轉到底，頭手垂下，回到前方，前鬆
　　　 腰，全身放鬆，尤其頭肩一定要放鬆，自然垂下。

（15）提氣後旋：提氣，雙手往右向後旋上，邊旋邊吸氣，繞半
　　　 圈，直到頭手回到身體中線。

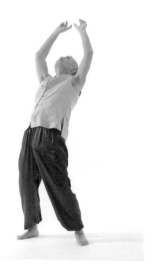

12

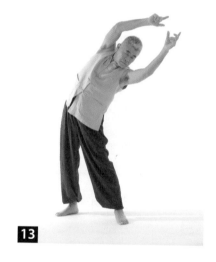

13

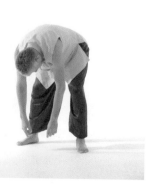

14

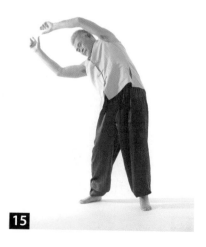

15

（16）縱身伸展（3）：鬆頸，手伸展到眼睛所能看到的最遠處。此為第三次伸展，重點在鬆頸。

（17）歪腰前旋：先往左側歪腰，在上方的右手往側伸展，拉出側身線，吐氣。

（18）鬆身：雙手左旋向下轉到底，頭手垂下，回到前方，前鬆腰，全身放鬆，尤其頭肩一定要放鬆，自然垂下。

（19）提氣後旋：提氣，雙手往右向後旋上，邊旋邊吸氣，繞半圈，頭手回到身體中線。

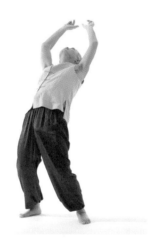

16

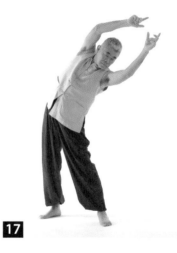

17

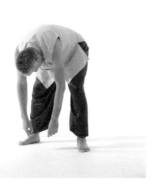

18

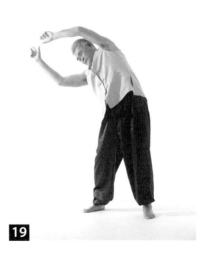

19

（20）縱身伸展（4）：鬆腰，手伸展到眼睛所能看到的最遠處。此為第4次伸展，重點在後鬆腰。

（21）歪腰前旋：先往左側歪腰，在上方的右手往側伸展，拉出側身線，吐氣。

（22）鬆身：雙手左旋向下轉到底，頭手垂下，回到前方，前鬆腰，全身放鬆，尤其頭肩一定要放鬆，自然垂下。

（23）提氣後旋：提氣，雙手往右向後旋上，邊旋邊吸氣，繞半圈，頭手回到身體中線。

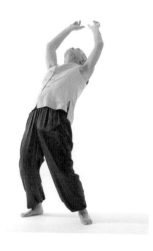

20

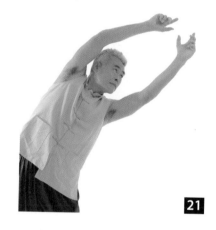

21

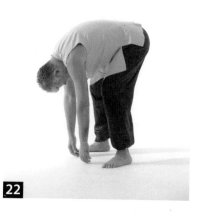

22

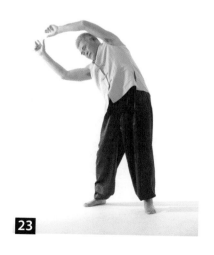

23

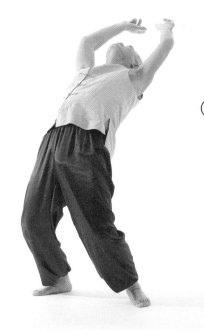

24

（24）縱身伸展（5）：鬆腰，全身放鬆，積氣三次，歪腰前旋下。此為第5次伸展，重點在全身放鬆。

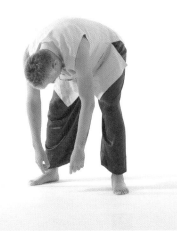

25

（25）鬆身停氣（5）：雙手左旋向下轉到底，頭手垂下，回到前方，前鬆腰，全身放鬆，尤其頭肩一定要放鬆，自然垂下。

（26）直接提氣：以身帶雙手起身，慢慢吸氣，挺胸抬頭後再以雙
　　　 手抱氣。

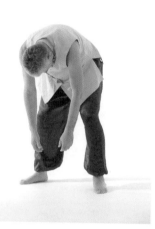

26

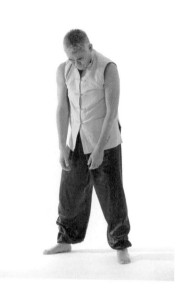

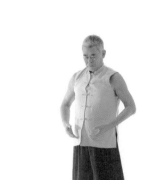

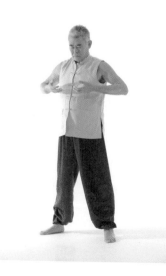

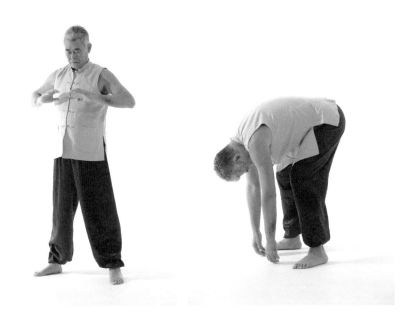（27）反掌向下：反掌（即手掌翻轉，手心向下），吐氣，彎腰向
下，雙手自然垂下。

27

（28）鬆身：前鬆腰，全身放鬆，肩胛、臂、肘、手全要放鬆。

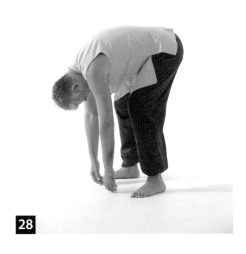

28

（29）抱腳後跟：雙手後攀，虎口抱腳後跟。

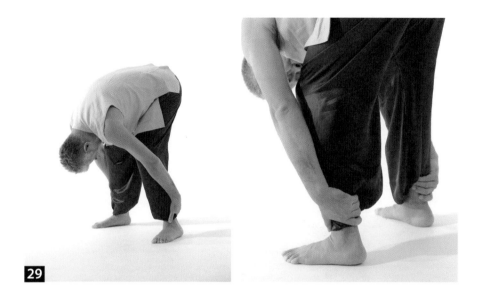

29

（30）身盪三次：放鬆身體，肩頭往膝頭的方向盪三下。把腹部的
　　　氣壓出來。

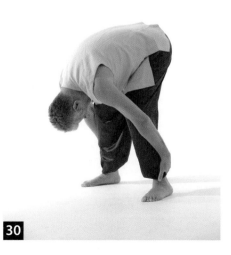

30

（31）直接提氣：以身引手，提氣起，直到全身站直。

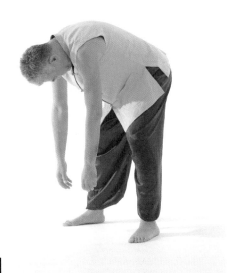

31

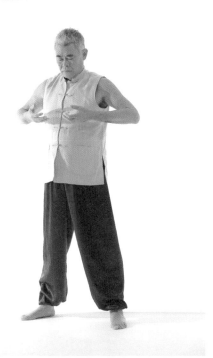

（32）反掌向下：身正後，反掌向下，吐氣。

（33）鬆身收式：放鬆身體，收式。

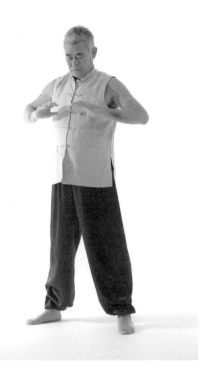

32

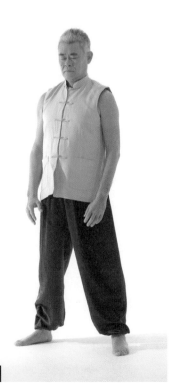

33

＊做第二回時，則改方向旋轉，
　右旋向下，左旋往上，同樣
　縱身伸展５次

◎ 調息

此式的調息，在做五次身體高低落差的旋轉動作時，上引身為吸，下鬆腰為吐。於前鬆腰吸飽氣後，再將身體往後旋上，當頭手旋至身體中線時，盡可能屏一下氣。第五次時將手肘打直，眼望向手指的最遠處，此時屏氣，存於丹田之氣會順著鬆展的腰身，一路竄到手指末端。

◎ 操作提醒

1. 這一式的動作較大，這就是為何在操作八段錦前會先操作精展操的目的，精展操中的前後鬆腰就是第六式的預備動作。

2. 通常會有暈眩現象的學員多半為頸部肌肉太緊，氣不上頭，第六式的操作可採循序漸進的方式進行，也就是五次鬆腰旋體的動作，後仰拔背，鬆頸，鬆腰，拉指從 5 度、15 度、30 度到過 45 度，視情況在可以接受的三度空間旋體角度進行，或甚至不要角度。但在教學上必須將原本的功法做確實的傳授，也好讓學員有練習的空間來努力。

◎ 注意事項

腎是人體的重鎮，也是最難運動到的地方。藉由 360 度的迴轉，不但能促進交感神經、內臟的運動，也能讓腰、腿得到最佳伸展，更是生理年齡的最佳表現。若能在整個練功過程中，掌握「鬆」的要領，將會讓全身曲線漂亮伸展，如同做人般，圓融有致，有著如魚得水般自在輕鬆。

將腰部完全放鬆之後，上身隨著離心力的轉動，將促使心肺脾胃及肝膽得到深層的活化。因此，固腎腰的要義，在於軟化腰部，才能將氣固於此，再以離心力的運動，將氣血灌注全身。

◎ 第六式功效

這是一個檢驗全身器官與感知是否都到位的一式，尤其是氣不

到頭，或是上身緊繃，或腰椎僵硬，都是要注意的現象。

腎臟雖為製尿處，但與呼吸密切相關。細胞內的養分和氧化合而分解，稱為「內呼吸」；由內呼吸再分解碳水化合物和脂肪，而產生二氧化碳，經肺、鼻排出體外，這稱之為「外呼吸」。

體內蛋白質因內呼吸的分解會產生「胺」（一種有害身體的毒素），進入肝臟後，變成了無害的尿素，再經過腎臟過濾，排出體外。

胃和肝臟可在身體外部觸摸得到，而腎臟在體內深處很難以手碰到。因此，練習此式讓腰部彎曲，給予腎臟刺激，是不可忽視的要事。此式不僅可利用練功來刺激腎臟，還可用深長的腹式呼吸，促進蛋白質的分解（內呼吸），使廢物充分排出，對身體有直接助益。

此式也是強化腰部的運動。向前彎腰，看雙手能否碰地，便可以測出身體老化程度。腰部的靈活是身體年輕必備的條件。彎腰時，腹部會受到壓迫，如此，不僅能使腰柔軟，也會刺激集中在腹部的各臟器，胃、腸、肝臟將以運動而免於硬化，並使全身的自律神經得到調節。

腎的補穴是腰部的「京門穴」，在腹側面第十二節肋骨與肉相接處，刺激到補穴的運動，有助於調節腎氣，可緩解腎虛與腰痛。尤其是腰的轉動能促動到「帶脈」，對婦女肥胖、乳腺的增生、預防婦女病與調經，都有很好的保健功能。

◎ 武醫禪

「身段」，是社群關係中比「職位」更具智慧的應用。你是什麼人什麼位階當然重要，但人的靈活在於身段的柔軟應對。頭能過膝低，憑著一股氣也能緩慢的抬到引領全身，這不是一個肌力的衝動，而是細長納氣的本事。

第七式　攢拳怒目增力氣　養精蓄力練神

　　許多人對武功有個幻想，總認為天下有第一絕招，只要此招一出任何人都得趴下。其實並非無絕招，然必須是身心靈都有一定的成熟度，才能完全發揮出來。

　　八段錦第七式即「絕招」，當五臟六腑的通路都清理乾淨了，心肺也都具備一定強度的功能，監控系統與各個關節都進入狀況，操作此式就有如強力抽水機一般，能將積沉於五臟六腑肌理的氣滯血瘀迅速排出體外。若用在格鬥上，只要運用得當，會是一個「超殺」的絕招。因此，第七式自古以來就是入門弟子才能秘傳的練「功」式。

　　本式首練腰脊之力，再練丹田之氣，氣足為神，則能以意領神，待丹田氣足，腰脊力壯而達到意、氣、力三合時，則拳即可按意領氣，隨內氣而衝出，故此段實為發功之法。

　　第七式與其它各式不同之處是表現用「勁」的呼吸法。它是一種運用全身以力引氣的發勁運動。此式的直接效果能夠降低血壓，這是因肉體與精神的調節所致。

◎ 本式精義：激勵

　　激勵可以是別人給的，也可以是自己給自己。當覺得整個人的腰、背、肩等部位都鬱悶不解，也有點頭暈目眩時，不妨吸飽一口氣沉到丹田，將腰扭轉到必須反彈的極致，當一切都在緊繃狀態，以腰帶拳，以丹田之氣瞬間透過背肩手發勁而出。把該出的氣，在一瞬間爆發出去，就是一種對自己的激勵。

　　一個適時的正向激勵，往往會激發處於劣勢的鬥士的潛能，進而爆發出超乎想像的能量。激勵不能變成「公式」或是「形式」，必須要確認我們的夥伴，是一個真正值得被激勵的鬥士，且這個激勵，要放在最極致的壓力時，只有用到這一點才能闖出一片天。

◎ 操作口條

1. 馬步預備，擺拳收肩。
2. 頭不要動，向左扭腰，吸氣。
3. 再扭一下，出拳，吐氣。
4. 擺手外旋，向上提氣。
5. 臀往下坐，弓腰，積氣三次，屏氣一個九。
6. 雙手放鬆，掌心朝前，畫大圓下，吐氣。

（再一次向右扭腰出右拳）

◎ 分解動作

（1） 馬椿握拳：馬椿站好
後，拔背（即背脊挺
直），雙拳放腰的兩
側，肩往後放。

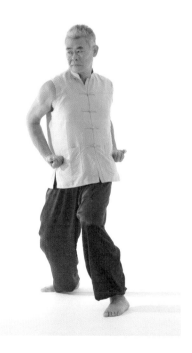

1

（2） 扭腰提氣：往左扭腰，
頭不動，眼看前，吸氣
入丹田，吸足屏氣。

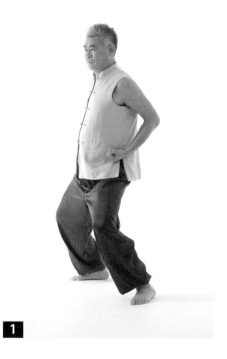

2

（3） 吐氣出拳：再次扭腰，運用身體因扭腰所產生的反作用力，
　　　腰帶左拳出，不可突肩（即肩頭不可突出，肩與身呈90度）。

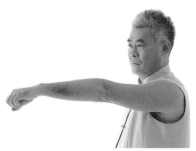

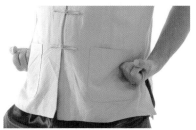

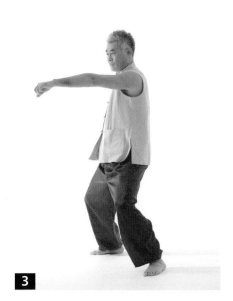

（4） 擺手提氣：另一手伸出，
　　　雙手背相靠，手掌張開，
　　　吸氣。吸氣時，手臂慢慢
　　　往上抬，馬樁往下壓。

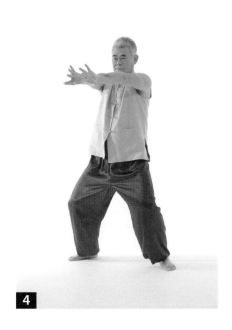

（5）　向上伸展：手臂往上抬，眼睛看手，將上身伸展到最長的縱
　　　　身，屏氣，屏氣數息一個9。

（6）　最緩吐氣：十指朝天放鬆，慢慢吐氣，掌心朝前，畫大圓
　　　　下。輕緩從容吐氣排毒。

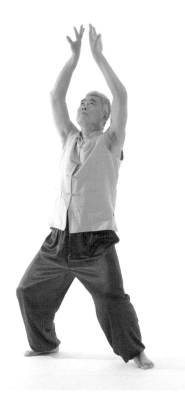

5

6

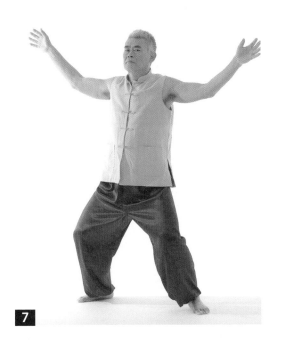

7

（7） 放鬆正身：手自然垂
下，身體擺正，縮小
腹，拔背，停氣，停
氣數息一個9後，全
身放鬆。

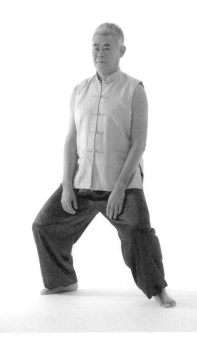

＊做第二回時，則扭右腰，出
右拳。

◎ 調息

唯有完全的放鬆才有完全的集中。即以腹式（丹田）吸氣時，身體所吸進的氣體，一定比只吸入肺胸部要多。唯有把身體放鬆，這股氣才能在體內運動，並被意念引導而運用。

試想，能吸入十公升的氣到丹田，並在瞬間 0.01 秒爆發出去，是否要比只吸到胸部五公升的氣，在 0.1 秒間爆發出去要強很多？所以越緊張，肌肉一直保持在收縮的緊張狀態中，能爆發出去的氣力也會隨之打折。因此，照此理論來計算，在放鬆狀態下的攢拳，至少比緊張時會有二十倍以上的效果，這就是練習的目的。

◎ 操作提醒

1. 擺拳收肩，拳一定要靠在腰側，肩頭後放。扭腰時要吸氣至少要屏住到一個九，再放鬆吐氣丟拳。
2. 剛開始練習積氣與屏氣會覺得稍有難度，但練習幾次就會順利上手。

◎ 注意事項

這一式的要領就有如打「醉拳」般，全身鬆軟似有醉態，唯有出拳後攢進的一剎那，才是集全身精力爆發的關鍵點。因此，扭腰吸氣的動作要輕緩從容，一直扭到腰已極盡，在生理上已達於反彈之臨界點，才稍屏氣，藉著生理罷極（罷極：於生理上，扭腰到極致時所產生的反彈力）的反彈力，順勢以腰帶拳迎風而出，最後瞬間拳頭由五指緊握面朝上，攢轉為五指面朝下甩出，這是放鬆與集中之罷極練習。

◎ 第七式功效

乍看此式以為要出多少力，實質上是幾乎不出力，而是以腰帶動上肢將拳甩出去，因此，肩肘必得放鬆，如此速度快又不耗氧。練成之後體內的氣滯血瘀會反映在皮膚上的小紅點及癢症，約三、

四天即完全消除，身體會變得更輕盈。

　　放輕鬆、用對「拳」，事半功倍。在生活中的緊張，其意為：體（肉體）硬而血液流通不良、頭（精神）硬使心理不安。一天中，有緊張，有放鬆，當緊張過後無法完全放鬆時，病痛與不安也無法消除。保持精神與肉體平衡的要訣，即在於集中精神，過分緊張之後，能以呼吸引領動作而放鬆。本式為藉吐氣與放鬆，以腰的扭轉帶動，把持續的緊張剎那間甩出，變為鬆弛發勁。

　　把第七式放到生活禪來說，要把一件事情做好，不是從頭到尾神經緊繃就能成功，是要懂得如何放鬆以綜觀全局，等待適當的時機，在最短的時間內爆發出精準力量，才是一個智者的用權（拳）。

◎ 武醫禪

　　「刺客」與殺手的不同在於殺手拿錢辦事，刺客為蒼生鋤奸。所謂奸人，莫不因為好人的沉默或姑息而坐大。生病看醫生是一時，身體的復健與保健是一輩子的功課。如何將體內的淤毒滯濁迅速丟出體外，是現代人不可忽視的健康品質問題。

第八式　背後七顛百病消　平七情禦六淫

◎ 行氣養血、健腦生精

此式為周天之功，在前七段功法的基礎上，練習此式，即可內平七情（喜、怒、憂、思、悲、恐、驚），外禦六淫（風、寒、暑、濕、燥、火），行氣養血，健腦生精。此式為將全身重量放置在腳尖上，藉此刺激大腦，使情緒安定。雖然只是集中注意五至十秒，但對平衡精神的狀況，有莫大助益。

人的面貌是天生的，除非經過人工修飾，否則很難有重大的改變。然而，人的魅力卻是來自於後天的「經歷」。愈是能自我超越，突破人生困境，愈能在歷練中培養出一股別人無所及的魅力。八段錦的最後一式，簡單的顛腳就能提臀，刺激性功能，讓自己性感，整個動作更是極度的伸展與屈蹲。能屈能伸、鬆展皆俱，即是多采多姿的健康人生。

八段錦從系統整理、強化心肺、調理脾胃、疏通百脈、活絡肢節、重點代謝、迅速排毒，將身體按部就班的依序通體整理一遍，最後再以顛腳、按掌，配合屏氣的動作，讓氣在全身上下，再順一遍，因此，屏氣的時間越久越好。如此，可讓身體防禦第一道防線的 T 細胞能隨著炁在周身掃蕩一遍，並以微力引氣（按掌根、顛腳）將濁氣排出體外，最後再活動一下上下肢，整個養身健身及復健的功法才算大功告成。

操作一次八段錦有如一個療程，身體是動態協調運作的，絕無只按一個穴或只做一個式，又在沒有得炁的狀況下，就能消百病遠病痛。也因此，僅有八段錦被中醫師選為唯一的醫療氣功。放鬆以吸吐來運動，是一個很好的暖身操，加上調息就是一套養生功法，對於病患來說，配合醫生的療程，加上八段錦的功法更能讓療效及療程迅速的體現而復元。

◎ **本式精義：運行**

一直以來，大家都認為水火是不相容的，但如果可以讓水與火不但相容，並能協調運行，相信那一定是全宇宙最完美的運作機制。

所以，將手上的火穴（勞宮穴）往下行，及腳底的水穴（湧泉穴）往上揚，上揚與下行之氣於丹田交匯，只有水火交溶之氣，精煉於丹田，才是真正的元氣，也只有元氣才是人的生命之源。

「水、火相容」好像相異的兩個觀點，因為結合迸出火花；又似兩個完全不同資源的整合，創造出最大的利益效果。因此領導者，要有格有容，讓正反意見都能有發揮的空間，並協調出共識及目標，才是最健康的團隊運作機制。水火兼容運行的機制，才是真正健康的機制。要把八段錦練到心法，並運用到生活型態中，才是真正的練到骨髓裡。希望以上的文字只是拋磚引玉，將來能有更多的人，從八段錦的功法中，用心練出禪味。

◎ **操作口條**

1. 鬆肩，沉肘，預備。
2. 提肘抱圓起，先動作，再慢慢吸氣。
3. 抱圓平肩後，屏一下氣，反掌，肩肘放鬆，手自然往下沉，吐氣。
4. 掌根按住，十指相對，縮小腹，收下顎，停氣一個九。
5. 肚子放鬆，擺手(手擺兩側)，腳跟拉起來，腳背打直，吸氣。
6. 積氣三次，屏氣一到兩個九。
7. 腳跟落地，身體直直往下坐，兩手橫推出來，吐氣。
8. 肩肘放鬆，兩手抱圓，起來吸氣。
9. 反掌吐氣下。

◎ 分解動作

（1） 全身放鬆：腳與肩同寬，腳尖內扣（即雙腳尖微呈內八），舌尖抵上顎，拔背（即背脊挺直），雙手放鬆。

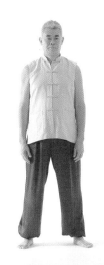

1

（2） 抱氣起式：雙手臂似圍成圓，用大臂緩緩抬起，吸氣，手肘放鬆，十指相對。吸氣數息一個 9。

（3） 平肩屏氣：雙臂抬起，手不過肩，十指相對，吸足氣後，氣下沉到肚臍下丹田處，屏氣，數息一個 9。

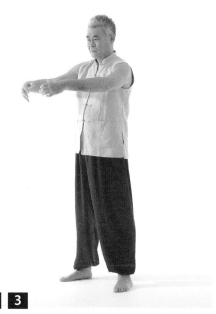

2 **3**

（4） 反掌下沉：雙掌往內翻，掌心朝下，手掌與地面平行，十指
相對，吐氣，雙手自然下垂。吐氣數息一個9。

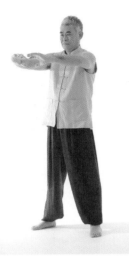

4

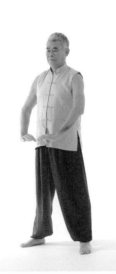

（5） 停氣縮腹：雙手掌根按住，十指相對；縮小腹，拔背，停氣
數息一個9。

（6） 雙側擺手：雙手擺於身體兩側，五指朝前，掌根按住。

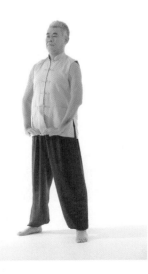

5

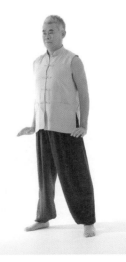

6

（7） 提氣顛腳：吸氣時，顛腳，身正，腳背打直，眼睛看遠方。

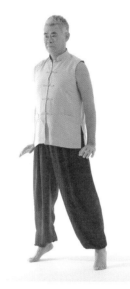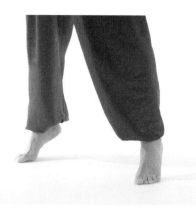

7

（8） 屏氣按掌：屏氣，掌根往下按，積氣三次，屏氣數息一個9。

（9） 腳跟落地：吐氣時，雙手放鬆，腳跟落地，身體直往下蹲，
　　　身體不往前傾。

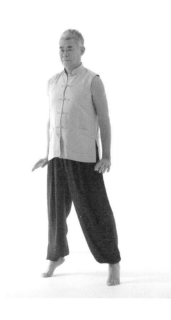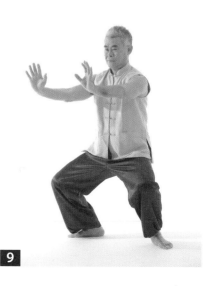

8　　　　　　　　　　9

（10）以身引手：下蹲後，身
　　　　 體盡量坐在後腳跟上，
　　　　 手往前伸展拉直。縮小
　　　　 腹，拔背，氣入中極。
　　　　 停氣數息一個 9。

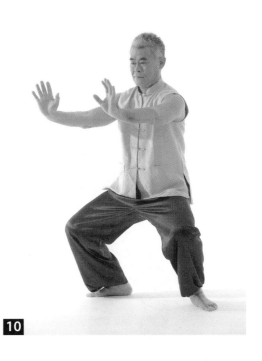

10

（11）抱氣起身：吸氣，抱氣
　　　　 起身，身要正，身體不
　　　　 往前傾，運用腰、腿、
　　　　 膝的力量直地起身，身
　　　　 體站正後，拔背。吸氣
　　　　 數息一個 9。

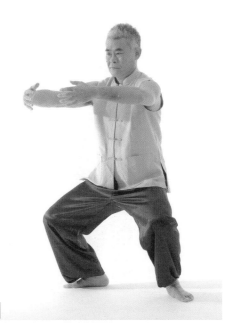

11

（12）反掌向下：身正直立後，吐氣，雙手反掌向下，自然下垂。
　　　吐氣數息一個 9。

（13）吐氣鬆身：放鬆身體，收式。

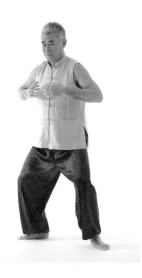
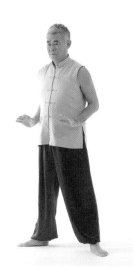

12

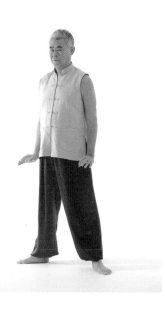
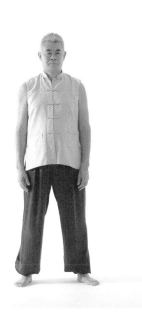

13

◎ **調息**

　　此式調息的重點，在火穴對水穴的按掌根，與顛腳跟抬起動作時的屏氣，和當身迎向手，待雙手掌根推出去之後，縮小腹提胸拔背，腰身打直的停氣動作。

◎ **操作提醒**

1. 顛腳的動作平時就可多練，在操作此式時就能持續屏氣的動作。

2. 腳跟落地下蹲時，上身的打直比蹲下的深度更為重要。

3. 兩手橫推出去手肘強直，掌根與小臂成 90 度，鬆肩沉肘後自然得氣。

◎ **注意事項**

1. 最後一式的脊柱要保持著直落直起，要靠腰腿之力，才能全力讓龍柱一直保持正直。

2. 掌根的動作依然是八式的重點，即要按出（手掌與手肘呈 90 度）顛腳（踮腳）屏氣的動作，即為手的勞宮穴與腳的湧泉穴相對，即身上的火穴與水穴相對應，水火相容，百病不侵。此式的奧妙盡在於此。因此當顛腳屏氣時，必須集中精神將水火二穴相容通匯。

　　七顛並非顛七次，「七」在中國古文代表是多數，因此，七顛就是能顛多久，就屏氣顛多久。

◎ **第八式功效**

　　腳趾是很敏銳的地帶，而且與內臟器官密切相關。如：大趾相對應到大腦和腦下垂體；二趾和三趾則相對應到眼睛；第四和五趾直接連繫耳朵。腳內側是針對腸胃系統，其外側則與肝腎有關。腳底前部的交感神經密集，當雙腳尖站立時，將會感受到強烈的刺激，

此對自律神經的安定有益。

在等紅燈，走路或坐捷運時，隨時都可以將腳尖顛立（踮腳尖），此動作可消痔及解便秘外，也能藉著收緊肛門肌增加性的敏感度。對男性而言能刺激睪丸、攝護腺、輸精管和陰莖；對女性而言則能刺激子宮、外陰唇等。

為什麼稱功夫為「武功」？即藉「武」練出「功」來。因此，凡能練出炁的功法都是好功法。「武」即能符合人體工學及經絡學的防身自衛動作。若練的功法既無法得炁，又不符人體工學，則會越練身體越硬，身體逐步進入勞損及損傷狀態，就失去了練武養生的原意。不妨體驗一下武醫八段錦，身體自然會告訴您這套功法簡單有效。

腳部對應器官

腳部名稱	對應器官
大趾	大腦和腦下垂體
二趾和三趾	眼睛
四和五趾	耳朵
腳內側	腸胃系統
腳外側	肝腎
腳底前部	自律神經

◎ 武醫禪

　　「相容」，最大的整合藝術在於如何將死敵整合與自己一致的共識行為上。水與火的不相容，人盡皆知，但水與火的相濟，周而復始的循環，卻創造出對人體最大的生命力。

第五章

武醫八段錦 改善案例

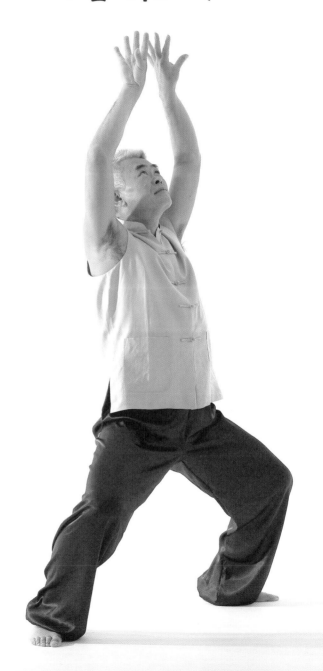

八段錦能被廣泛地傳承許久，最重要的原因是功法博大精深，每一式都對應多條人體經絡，且對身體肌肉、骨骼伸展，也都考慮周全，可說是僅用八式就能全面調整體質。

在操作上，簡單有效、隨練隨有對應的需求，完全打破「頭痛醫頭、腳痛醫腳」的局部醫療思維。

配合中醫理及經絡學的能量調整，對急病也能達到緩解的效果。可謂「無病強身，有病復健」，是一個適合全家保健與養生的氣功。

本章從消化、心肺、內分泌、肌肉和骨骼、女性常見問題等領域及症狀切入，提供案例並說明如何修習武醫八段錦來做自我改善，希望大家可從中找到健康，樂活自在。

一、消化系統疾病

健胃

◎ 案例分享：累出胃潰瘍（張先生）

在廣告業擔任經理的我，一年負責三個大客戶，年度廣告預算就有一億五千萬，整個團隊的工作有客戶服務、創意、製作、市調、媒體，乃至跨越廣告團隊到公關、促銷。每天除面對客戶需求和調查市場占有率或回應外，還要協調內部與溝通協力廠商。

每天有開不完的會，中午及晚上的用餐時間都有可能被占用，或成為人際關係互動的另一個工作場合。晚上八點後、甚至凌晨才到家更是家常便飯。

緊張的生活及巨大壓力，讓我的飲食不正常，不是吃不下、急著吃，就是暴飲暴食。長期下來，身體出現第一個警訊──胃潰瘍，是痛苦的吞完胃鏡後，醫生給的答案。

現代人的生活節奏快，快到必須要想到下一秒要做的事，總是把身體操到招架不住才想到，每天跟周遭的人事物互動，為何不撥出時間跟自己的身體互動？

胃是人體最敏感的器官，七情六慾都直接影響胃的變化。有人說，要想抓住老公的心，就得抓住他的胃。

人一開心，就易胃口大開，心情沮喪或犯相思病，就食慾全無。因此，胃病只是生理名詞，在心理上，就是情緒起伏落差太大的表徵，千萬不可忽視。

◎ 改善方法：

生活型態致病，必須從日常生活中改善、調整。

調整呼吸

首先，要調整「呼吸」，即徹底把氣從體內透過鼻子，緩緩地

吐出去。唯有如此，不論淺深的氣，才有機會被完全排除，再輕緩從容地用鼻子把氣吸進來。只要呼吸能輕緩從容，心情就會平穩。

相信此舉不需要特別花時間或找場地，甚至是會議中、發言的轉換空檔或聆聽簡報時，乃至在等車、等電梯時，都可做到。只要把身體打正，呼吸平緩之後，就開始調息。

伸懶腰

當我們維持固定的姿勢過久，自然會想起來動一動、伸個懶腰，提振精神，只要把起身伸懶腰的動作，調整到做八段錦第三式的「調理脾胃須單舉」。第三式中的上陽手與下陰手，即讓身體陰陽的位差拉到最大，也就是正負電電位差藉肢體動作調到最大，電流的能量也最強。

這一式的氣感，手上的生物電磁力最有感覺。不過，要記住，心情平穩才能導出氣感，再運用伸展讓電磁力在體內促動循環系統，自然對身體狀況有明顯改善！把這些動作加入生活型態，不出一個月，甚至一周，身體就會有明顯改變。

簡言之，健康取決就於臟腑循環功能正常，人體的循環，則靠氣、血及津液的正常循環。

能輕緩從容的呼吸，才能進而調息，穩定情緒，不會因急躁而動肝火，喜極而傷心，也能避免突發事件，傷胃。

止嗝

◎ 案例分享：神奇第三式止打嗝（林先生）

有一天打嗝不止，試了各種方法都無法止住打嗝（喝水、紙袋呼吸、憋氣、穴道指壓……），突然想到八段錦第三式「調理脾胃須單舉」，才做了一次，就不打嗝了，真是太神奇了！

◎ 改善方法：

打嗝在醫學上稱為呃逆，是因橫膈膜出現陣發性和痙攣性收縮而引起。若受寒冷刺激、飽餐、大笑、吃飯過快及吃了乾／硬的食物後，都可能出現暫時性的呃逆。

發生此狀況就得先把呼吸放慢，然後輕緩從容的操作第一式，當停與屏都能超過一個九之後，再操作第三式，讓橫膈膜得到舒緩，就能解決這個常見的小問題。

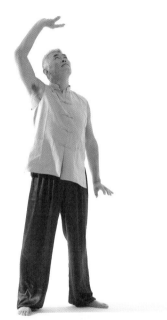

練第三式可令人心平氣和，不易躁動，自然情緒穩定，不傷肝胃。

保肝

◎ 案例分享：為保肝開始練八段錦（程先生）

姐姐和師父是老友，我因姐姐大力推薦而來練功。姐常說我肝不好，應找個功法來練練。上網搜尋，功法琳瑯滿目，不知從何選起。

我天天跑步和做伏地挺身，也不見好轉，可見自己在沒有人指導下，練功還是不得要領。想想，不如先從老友處試試，立刻被觀察出筋骨很硬。

師父說：肝是人體的化工廠，隨時隨地都在待命補充或救援，且任勞任怨，所以，當肝生病且有所反應時，通常都已問題不輕！因此，平時就該注意保養肝臟。

◎ 案例分享：八段錦是終身健康良師（林先生）

我今年53歲，步入社會起，即從事勞心勞力的廣告行銷企劃，長期承受沉重壓力，早年自恃年輕，不覺有恙；但年過四十後，頸肩、腰背相繼出現不適，多年來雖經復健、民俗療法，整骨等治療，但改善有限。

偶經朋友引介，加入「六合精武門」，五百多個日子以來，再忙、再累，每天強迫自己撥出一個小時練精展操、八段錦。經過不斷地糾正、調整，我氣色變好了。在不知不覺中，不只肩頸不適明顯改善，更欣慰的是，每年固定的健檢報告，多年不癒的脂肪肝竟然消失，且長年處於警戒狀態的「三高」數值及骨質疏鬆，也明顯改善，好處不勝枚舉。

此經驗讓人深深體悟，武醫八段錦雖不是仙丹妙藥，但只要持續操練，對喚醒人體自癒力有絕對顯著幫助。現在，每天鍛鍊一個小時，已成為生活的一部分，讓我脫胎換骨，武醫八段錦可說是我終生身心健康的良師。

肝功能不佳，易有負面想法

就中醫觀點，肝主情志。易憂思、易怒，或常有負面想法，其實都跟肝功能不佳有關。尤有甚者，常有流鼻血、胃出血等現象。

常聽說「肝火」，可見肝要發火，真不易擺平，且這「火」影響的不只是肝，也會燒到心、傷到筋（肝主宗筋，即現代人所說的生殖器）。

很多人以為，筋很緊，常常去拉即可。其實不然，緊先要調氣，把氣調好才能行血，讓血能被氣推著下行，再來拉筋才是正途。因筋是血所濡養，血無法下行而硬拉筋，極易受傷，甚至拉傷肌肉。

◎ 改善方法：

調息

保肝要從調息開始。把氣沉丹田，再藉腰腿部的動作，以氣推動血液下行。同時配合精展操，操練第一式將身體伸展開，第六式活腰轉體和第八式水火相容，讓深居胸腔的肝臟得到刺激，都有助於保肝。

丑時要沉睡

凌晨一到三點肝經當令，即肝經能量最足時，必須要讓全身放鬆休息，如此肝經才能把一整天所產生的「廚餘」完全清出，若此時還在活動，肝就無法完全清理身體各處的廚餘，不斷堆積的結果，只會加重肝臟負擔。

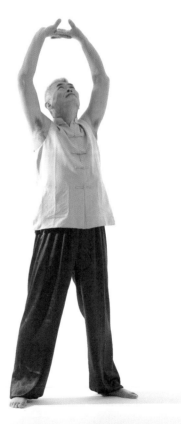

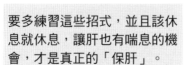

要多練習這些招式，並且該休息就休息，讓肝也有喘息的機會，才是真正的「保肝」。

紓緩痔瘡

◎ 案例分享：練功改善痔瘡宿疾（梁先生）

師父是我的好友，久未謀面。一天，突然想要跟老友敘舊，那一次見面，是約了數次才定的時間。

很巧，跟師父見面前，家人曾說我氣色萎黃，似乎氣短又虛，且用餐時，不見辛辣就吃不下飯。

家人的擔心和痔瘡不消的老毛病，總讓我想要去運動，改善體質，變得更健康。但自己天生沒有運動細胞，怕學不來而讓人笑話。與師父見面後，得知他在教八段錦，聽他的解說，才八個動作，且隨時都可做，不受空間或服裝的限制。就下了決心，先上八堂課，也算給自己一個找回健康的機會。練了一年多，不僅氣色紅潤，痔瘡宿疾也改善了，身體愈加健康，家人和我都格外開心。

坐式生活聚結濁氣

現代人工作繁忙，生活步調緊張，不是開會就是坐在電腦前工作，長期坐著，氣血循環當然只能流通到臀部，硬撐的結果，就是想吃喝重口味的食物來提神，於是有便祕困擾，濕熱濁氣的結聚，就形成了痔瘡。

簡言之，體內廢棄沒有機會被排出，像堆肥般積存，不出問題才奇怪。

◎ 改善方法：

伸展

操作八段錦的好處是，每一式都有伸展的動作，便於導氣。就如第一式是全身縱向伸展；第二式是橫向伸展；第三式是兩側相對伸展；第四式是關鍵的大椎伸展；第五式是全身骨骼伸展；第六式是臟腑被身體甩動的伸展；第七式是以丹田之氣下引地氣，以氣來做伸展；第八式的水火相對，調和全身。招招都有伸展的動作。

對於痔瘡的舒緩，第二式的劍指，食指朝上的停氣動作，有助預防便祕。臀部因馬樁的伸展，配合調息，有將氣往下沉來打通下肢足三陰陽經的作用。

八段錦八式與伸展動作

招式	伸展動作	招式	伸展動作
第一式	全身縱向伸展	第五式	全身骨骼伸展
第二式	橫向伸展	第六式	臟腑被身體甩動的伸展
第三式	兩側相對伸展	第七式	以氣來伸展
第四式	大椎伸展	第八式	水火相對，調和全身

疏通膀胱經、大腸經及腎經

另外，還要舒通膀胱經、大腸經及腎經。只要腰、腿部得到足夠的伸展，讓氣血能下行，再配合飲食習慣，痔瘡很快的得到改善。

因此，案例中的梁師兄在前四式時練得很順，到後四式時，動作大些，但反應也相對較大，改善得更快。

自己身體自己知道，每次練都有相對應的反應練起來就有勁，因此，不但自己練也帶著全家練。

整個招式做下來，不只是神清氣爽，全身也通暢起來，痔瘡自然也不見了。

健腸

◎ 案例分享：告別豆花妹，找回好膚色（徐小姐）

我的工作是大老闆的祕書，作息必須配合他的步調，時忙時閒，我是個求好心切的人，所以一忙起來，往往會比老板還緊張。

婚前，老公對我無微不至照顧，下了班即可好好放鬆。婚後，雖然老公依然體貼，但與公婆同住又是長媳，回家後不僅無法放鬆，反而開始另一種忙碌，這讓原本白皙的皮膚開始冒出痘痘，很快就變成「豆花」。

通常都會認為是內分泌失調所致，且伴隨而來是便祕。但又有人說，肝火太旺，而肝又是人體的化工廠等，眾說紛紜，似乎都有理。嘗試過不同的飲食療法和擦抹各種外敷膏藥，但臉上冒的痘痘卻是有增無減。

公婆有個機緣跟著師父練八段錦，身體開始好轉，也建議我去動一動，反正才八式，每一式又不難，也不需要很大的場地或特殊服裝。所以，抱著姑且一試的心情來參加。沒多久，臉上的痘痘開始消失，臉色亮起來，皮膚也跟著好轉。

腸道與肺互為表裡

腸道在生理學來說，是人體消化系統的通道，主要是吸收食物的養分和水分，使糞便成形的器官。中醫認為，腸道與肺是互為表裡，肺功能失常會顯現在腸道，肺又主皮毛，為腸道的內室。

◎ 改善方法：

練習八段錦的首要功課，就是放鬆、放鬆、再放鬆。許多人在初學八段錦時，面臨的首要功課，就是「如何放鬆地呼吸」，從呼吸的輕緩從容，進而到調息，而動作也會因熟練後，更懂得放鬆。

就在放鬆調息的基礎下，第二式的「左右開弓似射鵰」及第六式「兩手攀足固腎腰」，將腰部放鬆，引領身體做大幅運動，是健

腸祛火、調動陽氣的關鍵。

　　這也反應身體的變化，絕非單一病灶所能成就，因臟腑互為表裡，相互協調，一定要多方調整，才會得要領盡其功。

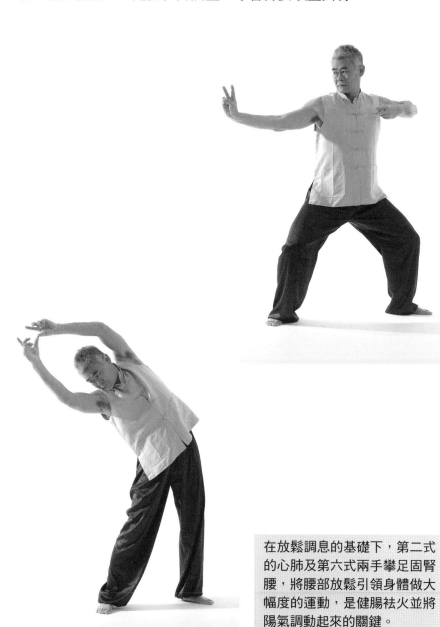

在放鬆調息的基礎下，第二式的心肺及第六式兩手攀足固腎腰，將腰部放鬆引領身體做大幅度的運動，是健腸祛火並將陽氣調動起來的關鍵。

二、心肺系統疾病

降血壓

心臟是血液循環的動力源，人體全身各器官都與心臟唇齒相依，共成一個系統，所以，要預防和根治高、低血壓，都須研究如何保健、濡養全身的氣血。

人除作息與生理病變之外，最重要的就是情志，即情緒上過度的喜、憂、悲、思、驚恐等，都會造成血壓變化，也是改善高血壓時的重點。

◎ 改善方法：

維持體重

要想心臟的功能正常，就要節制使用，最簡單的方法，就是不要增加體重，因為每增一磅（0.4536 公斤）的肥肉，心血管負擔就加重許多。

節制飲食

不要暴飲暴食，把過多的熱量存在體內，造成器官的負擔。

調息

更重要的是調息，因輕緩從容的調息，不但能減緩心臟跳動，也能擴充血管壁、軟化血管。只要血管有彈性，暢通無阻，對心臟來說，就是最好的保養。

操作八段錦第二式「左右開弓似射鵰」，就是針對心包經產生電磁力的最佳保養式。

從上部來說，劍指推出內叩時，即拉到整條心包經，整條心包經的穴位調整身體。因天泉穴能改善胸痛心悸、曲澤穴能改善胸悶憋氣、郄門穴能改善心絞痛、內關穴能改善心律不整、大陵穴能改善壓力性頭痛、勞宮穴能改善心慌氣短。

逐一按穴位，對初學者來說，太難也太不實際，因此，只要將二式的劍指平肩推出停氣，就是在刺激心包經；同時，在生理學來說，兩臂平抬，就如拉開了肺及心肌，持續操作，就能穩定血壓。

心包經穴位與改善症狀

穴位名稱	改善症狀
天泉穴	胸痛心悸
曲澤穴	胸悶憋氣
郄門穴	心絞痛
內關穴	心律不整
大陵穴	壓力性頭痛
勞宮穴	心慌氣短

改善支氣管炎及咳嗽

常有人開玩笑說，上帝造人時，沒料到不良空氣品質對人的破壞力這麼強，所以，呼吸道的防禦措施做得少，因此，只能靠氣管壁上的絨毛擺動，過濾空氣中髒汙，積少成多後，藉著咳嗽及痰排出體外，這是外在環境所造成的抵抗力低下，即體內機制的調整，跟不上環境的變化。

中醫認為，呼吸道的疾病，也有可能是因脾、肝、腎氣不足所致。即脾的濕濁在肺及呼吸系統，肝火旺，體內燥熱，或是腎氣不足缺水滋潤。

◎ **改善方法：**

身體極為敏感，一旦失衡，都會有所反應，只是我們不懂得運用身體的系統，跟身體對話，就如經絡系統。只要身體的臟腑失衡，

一定會反應到經絡上。我們如能及時調整，就不必等到病灶發生，才開始動作，因此，經絡是一個很好的自我檢測及復健的系統。

相對八段錦而言，也非每一式只對應著肺經絡、脾經絡或是肝膽經絡。八式打完，就可以照應到十四經脈，且也能調配強化那些經絡。

若要調理呼吸道，必須加強脾、肝、腎，因此，前三式及後四式都必須多練習。尤其是第五式的引腎水上胸腔，讓肺能得到腎水的滋潤，而濁濕的水氣也能下行排出。

如此一來，不超過兩個月，不僅支氣管炎和咳嗽都消失，整個人的精氣也都會變得開朗亮麗，充滿活力。

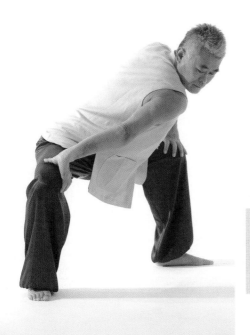

台灣氣候潮濕，身體的濕氣很重，「搖頭擺尾去心火」能除濕氣，呼吸道和全身都會隨之輕鬆。

改善鼻子過敏

◎ **案例分享：舒緩鼻子過敏，揮別花粉熱（許先生）**

在美國待了八年，得到了花粉熱。花粉熱的症狀讓我回國後的這二十三年，鼻子嚴重過敏，一發作起來，鼻水流不停，得一直塞著衛生紙，非常不舒服。直到一年前，被老婆壓著來上八段錦的課程，才驚覺原來我鼻子嚴重過敏的狀況是可以被改善的。

在課堂間，教練教我們怎麼放鬆，身體放鬆後，整個人就清爽很多，課後教練幫我檢查頸椎和放鬆頸部，鼻子過敏症狀就開始有改善。從一開始每天練習第一式，早晚各四次，到現在每天打第一式到第四式，每次練功都會覺得有舒緩鼻子不舒服的狀態。

現在，鼻子過敏雖然還沒有痊癒，但發作的時間已拉長，從原本一兩星期發作，到現在約一個月一次，從原本無法控制的狀態到可以控制，讓我感到很開心，相信持續練功一定能夠幫助我和家人身體恢復健康。

◎ **改善方法：**

過敏性鼻炎，是一種藉由免疫球蛋白抗體來傳播的第一型過敏反應，與分布於黏膜或黏膜下肥大細胞有關連，此病症多由花粉症所導致，經常會併發過敏性結膜炎。使眼睛發癢，流淚，充血等。

隨著文明的演進，雖擺脫原始環境對身體的威脅，但隨著科技化，各種加工品充斥在我們生活環境中。因此，健康已不是對抗環境，而是抵抗力與免疫力的提升。最重要的即自體的排毒系統能隨時保持在警戒狀態下。對不友善物質侵入能即時反應排出體外。此即武醫八段錦第二階段配合調息的練功。除此，對生活環境、清爽空氣的流通與收納整潔的習慣也是很重要的。

改善鼻涕倒流

◎ 案例分享：練功一年 改善長年鼻疾（陳小姐）

七十歲，曾打過太極拳，練瑜伽等運動，因朋友介紹來上八段錦，聽說八段錦可改善長年的慢性病，也可養生，而我最大的毛病就是鼻涕倒流，看過很多醫生，在大醫院看很久了，醫生似乎都沒有相關的對策，來學了八段錦大約一年，鼻涕倒流狀況改善了許多。

◎ 改善方法：

鼻涕倒流及耳鳴是耳鼻喉疾病最難治療的兩大症狀，為什麼鼻涕不往前流，而是倒流，梗在前額和鼻子的後半端，甚至卡到喉嚨呢？當鼻涕的分泌量比較少且粘稠時，呼吸道黏膜的纖毛（非鼻毛）是由前向後擺動，因此，鼻涕自然會先經過高處的鼻咽部，然後再倒流入喉嚨，此外，鼻子後半段所分泌的鼻涕也較易倒流，除非鼻涕很大量且稀薄，才會因地心引力關係從鼻孔流出。鼻涕倒流要考慮哪些疾病呢？像感冒、過敏性鼻炎、慢性鼻炎、鼻竇炎等，其中又以鼻竇炎最難纏。

造成感冒以及諸多併發症主要的源頭即「上呼吸道」受到病毒與細菌的感染，透過「鼻涕倒流」感染引起的發炎反應，即「上呼吸道藏汙納垢」透過「鼻涕倒流」將受病毒與細菌汙染的鼻涕帶到身體的各個器官部位引起的發炎反應。

此應以調息的行功來操作八段錦，即屏與停的時間盡量拉長，讓體內的殺手細胞往病灶處多做些功課，即多操作八段錦第一式的功法。

三、內分泌系統疾病

治脾

◎ 案例分享：勤練八段錦，行走變輕鬆（詹小姐）

幾年前因過車禍膝蓋受傷，痊癒後，不敢做太大的動作，因業務需求，交際應酬頻繁，身體發胖，且有痛風現象。嘗試過很多的運動及功法，都覺得不太合適。聽同事說八段錦動作不大又易學，再加上這裡的教練及助教都受過至少三十小時的整復課程，就來道場試試。

沒想到，第一天練完功後，就覺得全身舒暢，一夜好眠。一個月後，身體開展，原本舉步維艱難行的膝蓋也覺輕鬆，路走多了也不會不適。

脾主運化及統血

案例的問題，從中醫來看是「脾」的問題。脾主運化，即人吃穀水進入身體，消化後的精微物質，是透過脾來運送到臟腑各器官。既然是運化，當然也負責運作後的糟粕（人體廢物）回收。

此外，脾還主統血，簡言之，即負責將血運送到手足末端。由此可知，若脾無法發揮正常，糟粕就極易被堆積在體內，即中醫所說的「肥胖」。又因為血液無法順利供應到手足末端，也會造成手足冰冷。當然，這也有可能是因貧血、瘀血或有部分出血之故。

◎ 改善方法：

強化脾臟功能，即強化體內對精微物質的運化能力，同時，也能讓血液在供應充足下，隨時都能往手足末端循行，只要血液循行正常，精微與糟粕都能及時供應回收，痛風、虛胖等病症自然得到緩解。

脾胃稱之為後天之本，即當胎兒與臍帶分離那一刻起，身體所需的精微物質，就必需要靠脾胃來消化、運化。

因此，第三式的陰陽手，即將體內生物電（生命活動中生物體內產生的各種電位或電流）的位差拉到最大，位差愈大，循行的動力愈足。

> 這個動作就像水力發電，水位差愈大，產生的電力愈強，所以練得愈勤勞，產生的人體能量也就愈大，健脾效果自然好。

改善糖尿病

◎ 案例分享：練功減重，血糖指數也下降（施先生）

在汽車公司服務多年，每天工作忙碌，總讓自己在健檢時拿「紅字」。體重漸增，又有糖尿病，總不免讓家人擔心。

常說要運動，又忙於客服，要找時間去運動，還真難。

前幾年，經過家附近的小公園，看到有師父在練功，就跟著練。聽師父說可幫我灌頂（密宗的一種儀式，代表紹繼法門，不斷佛種），但動作都做了，卻也沒有特別的感覺。所以，漸漸沒再練下去。

去年體檢時，血糖指數飆高，醫生叫我一定要多運動同時減重。想想，就去跟老友張師父練練八段錦吧！聽他說這功法只要定步練，不需要走來走去，也不用換裝，隨時可練，沒有時間壓力，很符合我的需求。

後來，邊練功，邊配合飲食計畫，一個月後複診，讓醫生大吃一驚，

直問我對自己做了什麼？怎麼血糖指數降了一半？

我高興到不行！幾年來的煩惱，因找到正確功法，讓我現在不僅準時上課，一有空就去公園練功。

調息停屏平衡血糖

糖尿病雖是有遺傳性，但有適當的對應，還是會得到相對的控制，尤其是調息時的停氣與屏氣動作，因強迫自己不呼吸，因此，引發體內細胞尋求「氧」而分解醣，達到平衡血糖的作用。

此外，糖尿病還會引發心臟及腎虛的併發症，因此也要顧到心、腎。

◎ 改善方法：

唯有全面的改善體質，並在此基礎下，強化應體內高血糖的狀況，只要用對方法，身體自然就會給予相對的好轉反應。

因此調息、放鬆肌肉筋骨及操作八段錦，是全面改善體質的「復健三寶」。再配合醫生的指示雙管齊下，不再煩惱疾病上身。

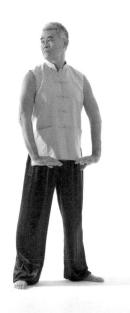

練習八段錦時，要加強停氣與屏氣，才能使血糖的新陳代謝平衡，降低糖尿病的威力。

固腎

◎ 案例分享：一身是病從頭學起（白先生）

　　我平時應酬多，雖曾經跟幾位師父練過功，但身體總覺不適。除臉色發黑之外，臉上痘痘不少，身體也浮腫。

　　初次練習調息時，朋友說我的呼吸聲有如「風箱」。幾次上課後，跟師父稍微熟識，才在填寫「健康護照」時，告訴師父，我曾罹患睡眠呼吸中止症、心臟病、痛風、便祕等。不熟的人還以為我是在開玩笑，怎麼能寫下一大張病史。

體質各異依況強化

　　對開課教授功夫的我們來說，每個學員都是獨一無二，就算有兩個人的病徵相同，也會因體質及病灶起因不同，產生差異，所以，在輔以復健功法的學習及調理過程中，也會有相異之處。因此，每一位學員對我們來說，都是一個挑戰及一個經驗。

　　不過，只要彼此不放棄，整個過程都將很好的教學經驗。像一身是病者，仔細用經絡去分就有：心包經、肺經、肝經、脾經、腎經、大腸經等出現問題，或許這也是八段錦的好處，它的八式，就是全面調理十四經脈，需要特別加強處就多做幾式，是既人性化又符合現代人生活型態的功法。

　　面對一個在金融工作的學員，相信他對課程的要求，也會較務實，身體這麼差，其實是腎的問題，也非一朝半夕所造成。

　　回過頭來說，八段錦就是協助病患，藉由功法來得到好轉，甚至輔助醫師所設計的療程，以更快的速度，幫助病患恢復健康。

◎ 改善方法：

　　針對這樣的學員，就必須先從調理腎經絡為主。

　　中醫認為，是元陰、元陽等生命最初始的物質供應者，也就是「精」。腎精供應給脾、肝、心、肺的精，即人類生長發育的原物質。

從精展操開始，將身體放鬆後，同步的把調息的動作做正確，再於腎俞穴拔罐，協助排除腎俞的壞滯之氣。如此一來，不久後，呼吸就不再有風箱聲，人面也開始容光煥發。

因此，固腎成為現代人因應各種不同生活挑戰時，所必須注意的保健根本。

強化免疫力

◎ 案例分享：勤練八周，體質改善（陳先生）

認識阿澤師父已有二十幾年，我們曾是聯廣同事，當時他已有深厚的武術底子，只是共事多年，他都深藏不露，一干同事也都不知他的厲害。隨著各自離開聯廣，儘管偶而見面，也只是工作上的合作，直到幾年前再度重逢時，才知他正在推廣「八段錦」。

起初抱著幫老同事的忙，索性在公司組社團，利用每周一次午休時間來練，工作多年又缺少運動，腰痠背痛是上班族的通病，再加上常年外食，也罹患不少文明病。

說來神奇，練了八周後，就感覺身心舒暢許多，但在我轉往現職後便中斷練習，緊接著以前老毛病又開始慢慢顯現。一年多後，得知國父紀念館有開班，於是重回練「八段錦」的行列。

這次我更認真，盡量每周都到，腰圍逐漸變小了，脂肪肝也有改善，一年更難得感染感冒。即便在流感大流行、不慎感染時，症狀也較以前輕，數天後便痊癒。這都是「八段錦」增強自身免疫力，以致冬天不怕冷，體力也明顯變好。所以我要持續鍛鍊，也希望推薦給周遭的友人共修，造福人群。

◎ 改善方法：

案例中的陳先生做事很認真，認真到像拚命三郎。第一次上課做操就很賣力，別人還沒出汗，他已一身大汗！還沒做完操，全身的汗夾著肌肉的痠痛，就隨之而來！

一般人都以為，這就是運動要達到的效果，其實從養生的觀點來看，這是一個嚴重錯誤示範。

做操的目的就是放鬆，因為只有放鬆肌肉，才能得到伸展，身體才會有彈性，而讓身體軟，肌肉有彈性，目的就是讓氣血循環加速，將體內該代謝的廢物迅速地排出，並把新鮮的氧氣，充分供應給運動活潑起來的細胞，這才能達到新陳代謝的養生目的。

重點在放鬆

所以，一開始讓他學著用最慵懶的方式做精展操，一次鬆動一個關節及相關的肌肉群，再配合輕緩從容的呼吸，緩慢的放鬆動作加上呼吸，看似不用力、不費勁，但掌握重點，全身很快的就從內開始發熱，這時出的汗，是從身體深層往外排的汗（一種排毒現象）及體內多餘的脂肪，而不是將體表所需的水分給硬擠出體外。

身體循環系統正常，受到外在病毒威脅時，相對的，體內也能即時的整合各臟腑的協調，將病灶消滅。身體的抵抗力及自癒力自然比一般人要強很多。

因此操作精展操或八段錦只有一個竅門，那就是放鬆、放鬆及再放鬆！

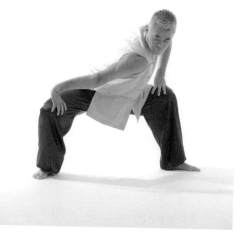

在做動作、熱身和調息時，只要輕鬆做，不用想太多，效果最好，可提升全身的免疫力。

四、肌肉筋骨問題

舒緩肩膀痠痛

◎ 案例分享：睡前打八段錦，效果如仙丹（李小姐）

我是個懶於運動的人，做事又常半途而廢。曾參加多種健身課程，大都三分鐘熱度，即使上完課程，自己練習時，想到得換衣服，找場地，嫌麻煩，於是就荒廢了，身體也日漸僵硬。

2008 年初，過完舊曆年，有天去信箱拿報紙，看到八段錦的 **DM**，心想只有八式，單純好記，非常有吸引力，就報名參加。

第一次的體驗課，師父先教暖身運動——精展操，從頭頸關節，一路延展到腳趾關節，活絡了全身筋骨，有次序、有條理，回家自己練，只要有一個手腳開展的空間即可，如此就有興趣隨時練習。慢慢地身體愈加柔軟，尤其是頸肩，原本如牛背上的軛般，又厚又硬，現在則平直挺拔。

正式上課後，原以為每周一次，最多兩個月八堂課，學完八式就畢業了。待登堂後才發覺，學會八段招式只是初級，師父的教導循序漸進，不止於純練招式，能配合腹式呼吸，調息運氣，掌握每一式的關鍵時，則能調理到五臟六腑，連繫到全身經絡，切實地由外到內，深層地全部運動到。打完八式，每每氣定神閑，通體舒暢。

不久前，出國旅遊十五天，每天睡前打八段錦，起床做精展操，不一定每次全套都做，有時針對疲勞痠痛部位，採用對應招式活動操練，天天精神奕奕。以前稱我「病貓」的好友，這回同遊嘖嘖稱奇，問我是否吃了仙丹妙藥。

猛一回首，很訝異自己竟然持續練了快兩年，覺得八段錦彷彿深邃浩瀚的大海，仍有許多工夫，讓我自然想涵泳其中，繼續深入參研、探究與操練。

人體活動範圍及幅度最廣的關節在肩部

肩部是人體活動範圍及幅度最廣的關節，而肩關節則由肱骨（大臂骨）、鎖骨及肩胛骨所構成，不似髖骨有骨盆那樣深的臼巢含著股骨（大腿骨），因此，肩部為了要能提供大動作，又要保持著骨骼的正位，所以肌肉與韌帶較多，相對的，肌腱與韌帶受傷的可能性也加大。

治療前提是找尋痛點

中醫認為，肩膀痠痛屬於損傷，可能發生的原因是肩部的運動過劇，拉傷肌腱，也可能是外力的壓迫或是姿勢不良，導致肌肉僵化所致。

因此，肩膀痠痛的起因很多，回到最初的判斷，就是要看痛點在那？是肌腱、肌肉或韌帶？

◎ 改善方法：

手腳伸展

在熱身的精展操部分，手足伸展，就是活動肩部最好的運動，當雙手往上抬舉，手背能貼地，即是完全的放鬆及伸展態，萬一伸舉只能跟地面成九十度，再往下放就會疼痛，即肩部有損傷。

按壓或熱敷

超過四十八小時後的慢性期開始，可針對痛點做按壓或熱敷，讓該處的氣血能活絡起來。盡量伸展往後放，痛了就停，要慢慢來，每天就會有進展。

對八段錦而言，第一式「雙手托天理三焦」，就是針對上肢有損傷的患者，提供最佳復健動作，尤其是對肩膀及頸部，因此，肩頸都是一起整復，輔助的動作是第二式及第五式。

基本改善原則就是盡量放鬆地做伸展，痛了就停，多做就有進展。

◎ 案例分享：八段錦簡單易學，告別痛痛人（盧小姐）

一直以來，姐妹們的家庭聚會，因為頭痛、五十肩、肩頸痠痛等困擾而中斷，取而代之的是到醫院看診、復健等繁雜的檢查。經醫生診斷後，應該是運動不足。所以鼓起勇氣到中山運動中心報名運動課程。各式各樣的運動讓我眼花撩亂，有瑜伽、有氧舞蹈、八段錦……。

因為各種天時地利人和，報名了八段錦課程。上網查了些資料，八段錦是中國傳統保健氣功之一，動作簡單易行，功效顯著，具有筋骨拉伸的作用。懵懵懂懂的開始了第一堂課程。親切的老師與和善的同學，讓我喜歡上了這裡。身體上的疼痛也逐漸好轉。

謝謝老師這段時間的指導，也謝謝其他同學們的陪伴，如今將要開始第四期課程，和姊妹們的家庭聚會也繼續延續著……。

◎ 改善方法：

盧小姐的「症頭」剛開始可能只是肩頸痠痛，但因無正確的運動與對肌肉的管理，讓原本是一條肌肉的勞損，因代償作用造成了第二條，而擴及整個肌肉群的勞損，當勞損變成損傷就會連動到其上下的肌肉群，所以看似不是病的肌肉問題，就一直困擾著她。

大家都知道要活著要動，但怎麼動？如何動？才不會造成「運動傷害」，更重要的是對一向不愛運動的人來說，如何走出正確的第一步，著實困難。八段錦依呼吸來操作，本身就具有關節與相關肌肉群的伸展作用，操作熟練後再配合調息，就能更深入到經絡，調到臟腑，因此，不僅只是骨骼肌的管理，更深入到平滑肌的按摩。

◎ 案例分享：油漆工作傷害 一朝解決（張先生）

做了幾十年的油漆工，右肩的疼痛已習以為常，偶爾去按摩推拿，但成效不大，就不再理會。因緣際會到六合精武協會處理漏水牆面，張師父看我在工作時，右肩似乎有些異狀，就問我身體狀況，瞭解後，當下幫我處理。

原以為工作常常在動，就是運動，反而是因長期反覆做相同動作而

造成工作傷害。張師父說是三角肌受傷，請李教練幫我做處理，按摩後滑罐，滑出了一堆血瘀和痧。說也神奇，原舉不太起來的手，竟然毫不費力就舉起來，肩膀也不痛了，真是感謝師父和教練的幫忙。

◎ 改善方法：

面對職業傷害若有正確的觀念來處理，就不會將勞損變成損傷或造成亞健康或慢性病。肌肉造成的問題當然是靠肌肉的正確復健來復原。就損傷而言：肌肉的痠代表氣滯，痛即有血瘀的現象，若進一步造成麻的生理反應，就是肌肉的緊繃造成椎間盤神經的壓迫。因此，根本解決之道就是釋放造成肌肉痠痛，甚至麻的病灶。一般的按摩推拿或止痛藥、肌肉鬆弛劑只能減緩一時的疼痛問題。

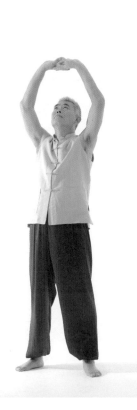

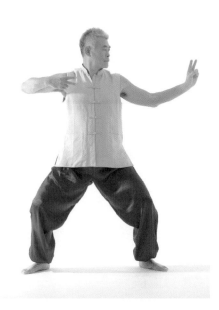

「痛則不通」，大家依照這些動作操練，就能逐漸解除痛點的不適，還給自己一個健康的肩膀。

◎ 案例分享：肩頸鬆了，眼睛大了（張小姐）

某一天晚上睡覺前，左邊頸部突然痛了一下，早上起床，覺得左臉怪怪的，老公看到我就說，妳的臉怎麼垂下來了？在美國，要約個醫生看診都要等上一段時間，好不容易看了醫生，做了檢查，醫生沒說什麼，只說多運動。由於台灣家裡臨時有狀況，就趕回來處理。

那天遇到姪女的同學，李教練，她看我的左臉下垂的蠻厲害，眼睛也張不太開，就問我是不是顏面神經失調？當下就幫我檢查頸椎，她說我的頸部肌群非常僵硬和緊繃。我的媽啊！李教練手一壓下去就痛得不得了，還好她很輕的慢慢幫我揉按，肌肉似乎變柔軟些，也沒那麼痛了，後來刮痧，出了很多瘀。

做完後，肩頸頓時紓壓了許多，姪女看到我的臉，驚呼：「阿姨，妳的左眼變大了耶！」，左臉也沒那麼垂了，我超開心的！很感謝李教練出手相助。

◎ 改善方法：

這是典型因頸部肌肉太緊，造成頸椎第二孔椎間盤神經壓迫，產生的顏面不正常狀況，因此，輕微的觸證就會造成肌肉的疼痛。

根本解決之道，即先處理肌肉內已積存很久的血瘀，解決造成椎間盤空間壓縮的肌肉問題，再來恢復椎間盤正常間隙就容易，甚至靠自主復健動作或躺棒球枕都是簡單有效的方法。

協會的教練都必須經過專業項目的訓練及內政部認可傳統整復師訓練，才能成為武醫教練。習得武醫廣結善緣，這是無價財富。

矯正脊椎側彎

◎ 案例分享：扎實練功，舒緩背痛 (劉小姐)

在背疼逐日加劇的不適中，曾失望的以為，未來只有無奈的與疼痛為伍。但年初的一個機緣，託毛師兄和李師姐的福，幸運地加入了張師父北新練功班的行列。

每周三上午師父的指導，是以不僅知其然，還要知其所以然的方式，使我們了解每個動作與經絡間的關係，再藉著扎實的演練，以達到健身療傷的目的。

在師父不厭其煩的指導與鼓勵中，我由初期的依樣比劃，進而掌握到練功的節奏要點，終於感受到氣在指尖的竄動，這種感覺真是太神奇了。

雖然目前我還是在練功班上的初學者，談心得體驗還不夠格，但每次練功前、開始專心調息時，我都能體會到「靜」的單純與專一。做精展操時，那種筋骨放「鬆」的滋味，十分美好。

在八段錦中，每次氣沉丹田、縮小腹、挺胸、拔背的動作，令氣血暢通的舒適感更加確定。所以，每當上午在練完功後，總是神清氣爽、活力十足。每週三也成為全心嚮往而重要的日子。

練功至今，背疼已緩解許多，體力也日漸變好。這一切都要感謝師父及師兄姐的指導與提攜。練功的境界仍深遠而迷人。願日後能全力以赴，追隨師父，將這套既強身又可治病的功夫，發揚光大，嘉惠於更多的有緣人。

脊椎側彎起因

脊椎側彎的原因，多半是長期姿勢的不良所致。

脊椎側彎可分為許多種，有成「C」型的向左或向右彎，也有可能是「S」型彎曲，或是前後變型。

無論是那一種，最重要的都是先要將該部位的肌肉放鬆，因只有放鬆，才能將骨骼透過正確的自主性復健動作，或是有專業人士配合的物理治療，讓它復位。否則硬喬猛拉，維持不了幾天，又會再度被局部緊繃的肌肉給移位。

舉如往左 C 型側彎脊椎，一定是左邊背腰部分的肌肉要比右邊緊繃，若從患者俯臥的角度來看，甚至會有左邊高右邊的狀況。

治療前置作業：放鬆緊繃肌肉

在此狀況下，必須先伸展放鬆緊繃肌肉，將左右兩側邊的肌群調整到同樣的鬆緊度。再以牽引或復位的物理手法來整復脊椎，才是根本解決之道。

因此在操練八段錦之前，都會先操作精展操，藉由鬆弛、伸展、正位的次序，將原本身體可能偏移的骨骼、肌肉、韌帶逐步回正。

藉由自主的整復動作，來刺激深層的肌肉活動，放鬆，且在武醫八段錦每一處的道場，都有合格的專業整復師，會從旁輔助學員，做到動態平衡的目的。

脊椎和身體健康密切相關

脊椎就像是一棵大樹的樹幹，讓身體的臟腑都能有依靠，彼此間也能保持合理的運作空間，讓臟腑不僅能各自獨立，亦能相互整合運作。

一旦這脊椎偏離主軸，各器官彼此空間的鬆緊度，會失去分寸。更重要的是，各器官所相對應的經絡穴位與神經，也因此失去其正常功能，導致各種慢性病的產生。

把長期緊繃的肌肉放鬆，釋放積存於內的壓力，就是最快的感受。所以，逐步由上往下把肌肉組成的身體放鬆，讓氣有機會應八段錦的型，而適切的調整身體的能量。再簡單的功法，也需要用心體會，才會見效能，內心喜悅油然而生。

◎ 改善方法：

劉師姐剛來時，從遠處走來，就明顯的看出脊椎側彎得很嚴重。從精展操的操練過程中，身體也毫無隱瞞的顯現出氧不足造成的暈眩，因一「動」就會有負面的反應，讓她對「動」從內心就感到緊張，甚至抗拒，但拗不過大家好意，說練功有幫助，其實自己的想法卻是「真的會有效嗎？」這是劉師姐初來時的恐懼。

因此，她練習方式，跟一般人不同，所有的放鬆動作都在地板上進行，最重要的是每一次都先將肩頸的痧排出。讓她覺得來練功有放鬆，放鬆了就會有進步，只要有進步，當然就會持續的練，身體自然就得改善。

肌肉放鬆、調整骨骼、操作八段錦調理經絡，這些技法及功法，只要肯學、多做自然都會，但如何讓學員從抗拒、可以一試，到養成習慣，這就要從客觀的觀察，從心理配合生理，一步步引導。

解除脖子僵硬

脖子即所謂的「頸椎」，是人體很重要的通道，因它是整條脊椎接腦幹的要道。也就是說，位於脊椎椎間盤間的三十一對運動神經、感覺神經及自律神經，控制人體的肢體運動，血管與內臟的運動及身體與外界接觸的感覺。這些資訊，最後必須透過頸椎，傳導進入協調指揮中心的腦幹。

脖子僵硬的危險性

由此可見，脖子若僵硬，或因為頸椎的滑位，造成椎間盤的空間被擠壓，致使神經傳導功能異常，對身體來說，都是非常危險的。

即當身體失衡時，訊息無法即時傳導給腦幹做協調，就會造成免疫力功能衰退。

同樣因為訊息無法傳導，所以，身體也設法啟動因有病灶而發動的「自癒力」，因此，全身防禦協調就發生問題，就如同一個國家沒有了國防部及國安局，自然會陷入很大的危機當中。

◎ 改善方法：

保持頸椎的正位，即脖子的靈活、舒暢，就變得是件極重要的保健工作。精展操的頸部伸展及肩腹調息（任督調息）是很好的頸椎整復及保健動作。再配合八段錦的前四式都有帶到頸部的運動。

嚴格來看，無論精展操或是八段錦每一式中，都有活動到頸部，可見頸部運動的重要性。

一般人常用急速的動作來旋轉頸部，可說相當危險，原因就是頸椎在沒有調息配合的狀態中，就已很緊繃，還強迫做轉頸的磨擦，極易損傷骨骼，因磨損堆積的鈣化，很容易就形成頸椎骨刺。

因此要，急轉旋轉頸部並非是個好方法，做平轉擺頭及上仰的動作，反而還比急速旋轉要安全及有效得多。

放鬆妙方棒球枕

◎ 案例分享：鬆鬆鬆，愛不釋手的棒球枕（林小姐）

課堂上老師跟我們介紹棒球枕時，就想躺在硬硬的棒球上怎麼會舒服？老師請大家試躺，剛躺上去時，覺得有點卡卡，老師幫我喬好位置後，感覺好舒服，整個頸部都被支撐住了，肌肉就被放鬆了。

下課後，就和老公一起去大賣場買棒球及大浴巾。老公身體相當緊繃，雖然每天都有運動，但由於身體緊繃，總帶著不少運動傷害，就讓他試躺棒球枕，剛開始有點不習慣，但是越躺越舒服，從此就愛不釋手，老是跟我搶著用。

後來，不僅又去買了一組棒球組，陸陸續續又買了二十組送他的朋友。他說：好東西當然要跟好朋友分享，這麼簡單方便且舒服的棒球枕當然是要介紹給大家！

◎ 改善方法：

棒球枕三顆，因有兩個間隙，選擇一個較適合的，把頸椎放在兩顆球的中間，撐起頸椎下顎往後仰時，後腦杓懸空，且離地面剛好一個手掌的寬度。頸椎墊實了，頸部肌肉群自然放鬆，此時再轉轉頭，如有亞偏位的頸椎，就會有自動正骨的骨聲。要注意躺下去後的呼吸要輕緩從容，用腹部做細呼吸，且鼻進鼻出。

閃到腰

廿一世紀是資訊爆炸的年代，只要有一台能上網的電腦，似乎已是無所不能了。因此，很多人只要坐在電腦前，就變成了植物人。腰部的活動機會就相對的被嚴重限縮了。因此隨便一個突發的大動作，甚至只是撿拾掉在地上的銅板，都有扭到腰的可能。

◎ 改善方法：

遇到這樣的情況，若無有經驗的整復師在旁復健，最安全的方法，就是先冰敷，讓患處先冷卻四十八小時；再配合做精展操，原則相同，做到會痛的動作就停。

若非很嚴重，其實精展操的每一個動作都有帶到腰，因腰是人體最重要的要害，因此才叫「腰」。

八段錦也相同，第六式的動作，是對腰部活動最大的運氣動作，但之前的五式都伸展到腰，放鬆的逐步操作。所以，平時就必須養成多做全身性的保健功法，對整天為實現願望，而百折無悔的身體而言，就是最好的保養。

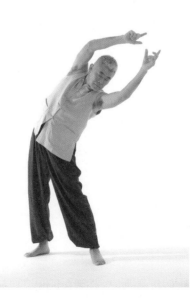

利用第六式的轉腰動作，緩慢而逐步地將壞滯之氣抽出，並配合精展操，就能解決腰痛之苦。

緩解退化性關節炎

中醫認為，症是從身體整體運作的協調與平衡著眼。若「症」顯示的是膝關節，就不能單就關節和骨骼來觀察，而要從肌肉、韌帶、股骨、脛骨、腓骨、膝關節等「膝關節」整個組織來看，仔細觀察究是哪一個部位，造成膝關節活動上的障礙。

先徵詢受術者體況

骨骼沒有異位的狀況下，就要詢問對方，膝關節是否有受過傷？並用指腹去探尋痛點，看是在肌腱部位？肌肉部位？還是韌帶部位？藉此找出真正造成運動障礙的原因，而非用一句膝關節退化來應付病患求醫的期待。

關節退化當然功能不彰，但關節功能不彰並不代表膝關節真正的退化。這還要視所謂「膝關節退化」的定義是什麼。

◎ 改善方法：

一般從八段錦教學中，身體獲得改善而來的學員案例，我們都鼓勵學員練操時，要配合調息且要放鬆肌肉，讓肌肉和韌帶能有適度的伸展，進而得到好轉反應。教練在輔助學員的動作上，也會注重強化腎、脾經。

因為腎主骨，許多不適感，源自於膝關節長期得不到循序漸進的正確運動方式而缺乏了骨水（潤滑液）；再者，身體的濕氣最容易聚在膝關節處。加上若無正確的運動，氣滯血瘀更加重該處的負擔，膝關節功能當然不彰。

讓身體適應人工膝蓋

換膝關節的目的，就是要讓膝關節如常運動，因此，在主治醫師施治後，當新的關節與身體的協調沒有牴觸或排斥時，就必須靠正確的運動，來讓新的關節與身體能更加的融合。

◎ **改善方法：**

學員可在教練的指導下，慢慢將膝關節的活動範圍及強度加大。建議三十五歲以上的人，最好能再加強大、小腿的肌力訓練，且控制體重更是保養膝關節的最基本要素。

因膝關節所承受的，不僅來自於整個上半身及穩定骨盆的力量，更必須讓膝關節保持一定的彈性及強度，以便確保人體在活動時，胸腹腔及上肢運作的正常，此外，更要能提供行動時，身體與各種地形，所給予身體的反彈及抗力。

所以，一個運動員的生命，膝關節是很重要的關鍵。在八段錦與精展操的活動中，膝關節不但由輕緩的活動，到屈肌與伸肌的伸展，更能透過足三陰陽經絡的能量，將該代謝的能量、廢物盡快排出體外。

人的老化都是從腳開始，足腿膝關節的正常運作，代表青春永駐。人體能活動自如，心情自然暢快無比，因為沒有任何財富比身體強健更珍貴！

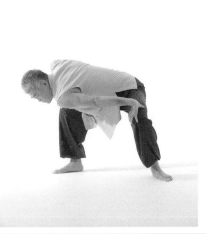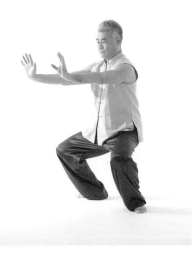

利用精展操和八段錦，不僅能鍛鍊關節的肌力和伸展力，更可強化經絡能量，始之更強壯。

讓筋骨不再僵硬

一個人體質的好壞，與身體的柔軟度是有直接的關係，就如一個天天生氣、脾氣剛硬的人，是不會開心；所謂的「僵硬」，就是長期不活也不動。

「不活」是氣血流不流通，「不動」就是肌肉骨骼運不運動。筋骨一旦僵硬，除了行動不便外，氣血也會不通。氣血不通，不但會造成經絡無法的有效調節身體能量，其相對的抵抗力與免疫力也會逐漸衰退。

◎ 改善方法：

我們必須要靠自身的運動與調息練習，促進氣血運行，藉以改善並強化體質。當然，身體僵硬極大一部分源自於精神緊張，或是根本就不知道「鬆」的意義。因此，精展操其目的就是讓「人」回到原點的放鬆，輕緩從容把呼吸的一息時間拉到最長，然後再做調息，從心理及生理上來放鬆。任何一個拳種及功法的精要都離不開放鬆的伸展與調息兩竅門。

只要學會放鬆與調息，身體的氣血循環就會愈趨正常，只要病灶無法在體內立足，身體自然會透過循環系統往健康的方向調整。

在教授八段錦功法時，為什麼八段錦只有基礎及進階兩個階段的班別，因再要精進就得靠自己，從日常生活中去體驗，練功要身心皆能與生活做連結，功法才能發揚光大，因此，要練出八段錦的靈魂，即個人必須用心去體會，永遠要輕緩從容的調息，運用到面對人事物的處理上，就是事緩則圓，急就章的狀況下最易出錯。

舒緩五十肩

肩是全身活動力最廣的部位。許多人以為五十肩是骨頭退化的問題，其實肩部的問題，要從肌肉，肌腱，韌帶及骨骼全方位來看，唯有精準的判斷，才能真正的解決問題。

　　因此，要恢復肩部的健康，就要讓肩能在各種活動角度及伸展範圍內施展。這就要靠自己運動，將鎖骨、肩胛骨、肱骨及相關的韌帶與肌肉群慢慢伸展開來，藉以讓骨骼正位，並讓肩部各部的軟組織都得到充分的伸展，以促進該部位血液的循環。

◎ 改善方法：

　　精展操在肩部會有比較多的伸展動作，從淺層的三角肌、斜方肌，到大、小菱型肌，肩上、下肌，大、小圓型肌，提肩胛肌，都得到充分的舒緩。

　　以上的肌群及韌帶，都能藉由物理復建的方式來促進其氣血的循環，肩部自然就能恢復正常運作。因人體的肌肉、韌帶、骨骼在本質上的滋養，都是要靠氣血的供輸。因此，在具有損傷專業教練的指導與協助下，配合必要的整復及經絡調整，讓身體重要關節的復健更加有效果。

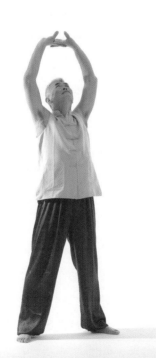

五十肩的發生離不開肩膀骨頭的肌肉群，只有「雙手托天理三焦」這招能將長期累積的氣滯血瘀徹底抽出，完全解決這個問題。

改善小腿抽筋

◎ **案例分享：小腿不抽筋，身體變輕盈（羅小姐）**

　　由於工作時需要長期站立，讓我腰痠背痛，尤其是小腿偶爾會抽筋、腳後跟常常會痛。工作忙碌時，一緊繃，肩頸也會特別僵硬和痠痛。常納悶我這醫生常稱讚的健康寶寶，怎麼會變成這樣。醫生說要常運動，但因工作關係，一忙起來，連站或走八小時，都無坐下來休息的時間，但也一直在動啊！

　　經同學介紹，到板橋武館學武醫八段錦，才知道原來自己所認為的「動」，是「勞動」，不是「運動」。剛開始練習調息時，總覺得好難，總教練說我太緊張了，也太用力了，就要我躺著練習。躺著躺著，就快要找周公聊天時，突然在旁邊教我的教練說：很好！妳腹式呼吸已經可以很自然囉！當下才發現，原來呼吸就是要這麼簡單和放鬆。

　　上課時，拉筋對我緊繃小腿和疼痛的腳後跟有很大的改善，雖然拉筋的當下會蠻痛的，但拉筋完，整個腿就輕鬆許多。配合呼吸，打一段八段錦，整個身體都會覺得輕盈。現在只要我覺得身體硬梆梆的時候，就會打八段錦第一式，打個四次之後，整個人就會舒服許多。

◎ **改善方法：**

　　這是典型的職業傷害，長期的站立或無法用正常的體態來從事勞動，很自然地身體的肌肉就會從勞損進變成損傷。尤其是長期的站立，肌肉一直呈現緊繃狀態，因氣血不流暢更易造成抽筋現象。慢慢地從小腿而到阿基里斯腱的緊繃，以致於造成足跟痛，最後甚至會腳底筋膜炎。

　　上課時我們都會針對學員的身體狀況，在操作八段錦前給予不同的自主復健動作，來幫助學員做「對證」的肌肉伸展。若有嚴重無法自主動作的學員會有具有整復師資格的教練也適時協助。所以我們的八段錦有武醫兩個字，即把操作八段錦的最好身體條件先調整出來，如此才能將功法做最完全的發揮。

改善足跟筋膜炎

案例分享：擺脫足跟痛，奔向大自然（蔡女士）

　　妹妹因上過八段錦的課程，身體變健康了，就建議我來上，希望能幫助我改善身體的不適。

　　一直以來，足跟痛造成我生活上很多不便，有時會痛到無法踏地，更別說是走路，看過中西醫，也做過推拿和足底按摩，西醫說是足跟筋膜炎，所以就去腳底按摩，看能否改善，但足跟痛一直如影隨形，無法斷根，通常泡腳和被按摩後，可維持幾個小時不痛，之後又開始痛起來，走路時腳跟碰到地就會很痛，實在讓我很困擾。

　　練了八段錦後，感覺慢慢改善，兩個月後，已有明顯的改善；六個月後，改善非常大。現在和朋友去走路或爬山，走一天，身體已沒問題，最重要的是腳跟也不痛了！八段錦讓我身體越來越健康，疼痛也逐漸消失，我會持續學習這個好功夫！

◎ 改善方法：

　　足跟痛若純就是痛可從肌肉方向找問題，若痛中帶麻很可能是神經方面的問題。但一般人並不清楚，從損傷的角度，這兩個方向教練都要去做觸證。即檢查小腿肌肉及阿基里斯腱是否太緊，薦椎即骨盆是否有跑位。此是從損傷即他治的方面來處理，很多學員不了解損傷學，來上課並不會跟教練們說自己的問題，所以就得靠自己平時的練習讓身體好轉。此即學員練八段錦的問題，沒有請教練協助處理整復，完全靠練習八段錦來改善身體的不適。

五、女性疾病

擺脫生理痛

◎ 案例分享：練功 3 個月，擺脫生理期苦惱（張小姐）

大家都說我平時看起來活潑、爽朗，是個笑臉迎人的樂觀派。生活規律，飲食均衡，每周也會固定運動一、兩次。身材稱不上「魔鬼」，但較一般人來說已算勻稱。一切看起來都是那麼的健康、順利，唯有每個月的生理期，讓我非常痛苦。

生理期時就，經痛難忍，臉色蒼白，手腳冰冷，好像被魔鬼附身似的。而經痛似乎是生活中不可或缺的戲碼，一個不得不與之共存的事實。

雖然知道吃止痛藥不是上策，但也就只有它能暫時紓解疼痛。因此，無論是辦公室或是家中，總備齊各種止痛藥，以備不時之需。經由友人介紹，前來跟師父練八段錦。練了三個多月後，不僅生理期前後的不適狀況都消失，連經痛也改善許多。感謝！

排除腹部氣滯血瘀是正途

生理痛可說是現代職業婦女最常面對的一個天敵，從中醫來看屬於「寒症」，不運動造成氣血循環不佳，就易氣滯血瘀，若在十二經絡還可藉肘窩及膝窩，用內力以拍打予以即速排除。但若發生在妊脈的氣海、石門、關元，中極，即肚臍到恥骨那一絡，就很難用此法來救急。

萬一再加上肝火上升或是腎氣不足，等於是足少陰腎經、足厥陰肝經及妊脈等三條經絡，同時都必需調整，可見生理痛是必須將腹部的氣滯血瘀往腳尖排除才是正途。

◎ 改善方法：

當生理痛發作時，甚至痛到躺在床上打，哪有人還能起來打八

段錦，強化肝腎及妊脈的運動來舒緩氣血的滯瘀。所以，真正的養生運動，就必須是生活中的一部分，如刷牙、洗臉般，至少在生理期前一週，早晚做一次，一共才三十分鐘。持之以恆，生理痛就會在不知不覺中消失。

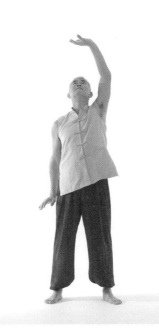

八段錦中針對打通腹部和下半身氣血的動作很多，請勤練之，絕對會有出人意料的好效果。

對抗乳癌

◎ 案例分享：乳癌術療後遺症全消（郭小姐）

以前試過有氧舞蹈、慢跑、游泳、瑜伽等諸多運動方法，但陸續都因工作忙碌或覺得太麻煩而荒廢。**2007** 年初，發現自己罹患乳癌，經手術、化療及放療，身心靈皆非常虛弱，許多朋友熱心推薦氣功，但面對各式各樣氣功門派，卻也是無所適從。

有緣接觸到八段錦，透過吸屏吐停的呼吸調息方法，體驗到平常最微不足道的呼吸，竟有如此奧妙之處；再加上只有八種動作，簡單易學，不受限場地時間，隨時隨處可練！

練功一年多，身上因治療產生的後遺症已然消除，朋友都說我恢復神速，完全不像生過大病。生病前，由於上班久坐，常常腰痠背痛，夜不成眠，幾乎每周都得到足療館按摩。但練功至今，腰痠竟不藥而癒，同時也省下每個月幾千塊的按摩費！

正確調息是人體最好的復健術

任何的功法都需要配合正確的調息術，才能成為功法。就算最簡單的「暖身操」，只要配合正確的呼吸，也能提供人體最好的復健，因自身已具有在平時的抵抗力（抵抗力強即免疫力），及面對病灶時的自癒力。

這一條提供腦部判斷該用免疫力或啟動自癒力的通道就是脊椎，無論是前者或後者的啟動，能發揮調節能量的功效，靠的就是能量的傳導系統——經絡，所以，精展操對肌肉骨骼的放鬆伸展，與八段錦在經絡上的能量運動，配上正確的調息，就是一套完整的保健功法。

◎ 改善方法：

一般學員來上的第一堂課，我們都會從精展操的動作中去觀察學員可能在養生保健部分所發生的問題，郭師姐剛來時，肩頸痠痛，常有偏頭痛，呼吸是鼻進口出。

先鬆肩頸再釋放肌群氣滯

因此，在初期尚未調整好前，多半會幫她鬆肩頸，並釋放頸部鎖在頸肌群中的氣滯給出來（以輔助動作來做出痧），然後改正其鼻進口出之動作。

一般來說，鼻進口出的口出動作，通常是為了達到暫時解壓的動作，並不能當成一般的呼吸，甚至養生的調息，因口出的動作，無法將體內深層的惰氣排出體外。若有 1/3 的惰氣在體內不進不出，

當然無法在吸氣時提供身體完全的氧氣，對極須要氧氣來養生的人更是雪上加霜。

　　教練可協助學員放鬆肌群，整復骨骼，甚至協助調理經絡，排出氣滯血瘀，但養生最重要的正確呼吸，卻是自己必需養成的習慣。

子宮肌瘤及手術後恢復

◎ 案例分享：切除子宮重損神經傳導（王小姐）

　　2004 年年底因子宮肌瘤復發，醫師建議進行子宮全切手術（用腹腔鏡），造成我一連串惡夢的開始。術後一個月，始終覺得腹腔疼痛，沒有間斷過，回診數次，總是問醫生同樣問題「為什麼還是痛？」醫生也總是回答：「傷口痊癒中，手術一切沒問題。」經過一段時日，看過數個婦產科醫師各有說法，可是疼痛狀況依舊，無法改善。

　　後來神經內科醫師安排做神經傳導測試，報告結果是：下半身神經傳導僅剩正常人的 **20**％，神經受損造成疼痛，影響睡眠品質，靠止痛、安眠藥過了一年。

　　第二年，因擔心藥物造成肝腎負擔而停藥，但疼痛仍然如影隨形，度日如年，身心靈都非常痛苦，更嚴重影響工作和生活。

　　先生非常擔心，總是鼓勵我嘗試各種方法改善，在因緣際會下，他發現清白里活動中心開辦八段錦體驗課程，就陪同我一起參加，那是我們第一次與氣功接觸，也透過體驗課程認識氣功師父——張振澤先生。在課堂休息時間，師父大致了解我這幾年的狀況，鼓勵我們不要心急，先從調息開始。

　　參加八段錦體驗課程

　　一開始，調息總是吸不多又吐得快，隨著練功次數的增加而漸次改善，練精展操、八段錦不到半個小時，就被師父叫到旁邊坐著休息，無法完成整個課程，但師父總是語帶鼓勵的說：「有進步了！慢慢來。」這些話讓我釋懷不少，願意再接再厲地持續上課。

上課還不到三個月，又因著腹腔的劇烈疼痛而臥床長達一個月，內心自然非常痛苦和沮喪。

「永不放棄」銘記在心

其間，阿澤師父多次寫電子書信鼓勵和安慰我。而先生總是列印出來給我看，給我莫大的鼓舞和振奮。我永遠記得，當一看到師父寫的「永不放棄」四個字時，那種感激和釋懷的情緒，讓我眼淚頓時奪眶而出。對一個與疼痛糾纏四、五年的人，腦海裡已快被放棄的念頭淹沒，這四個字對我生命卻是何等大鼓勵，讓我銘記在心，在此我要說聲：「阿澤師父，謝謝你！」

回顧過去這一年的氣功課程，很幸運能遇到振澤師父。在我眼裡，他是一個因「況」施教的師父；他更是一個有推廣武醫胸襟、有使命感、有抱負的師父。

我知道只要繼續堅持走下去，永不放棄，健康就在前面，不是嗎？有這麼多的武館弟兄姐妹的扶持陪伴，我並不孤單，也相信氣功健身這條路是正確的。

腰部保健為婦女健康之要

王小姐的情形，根據西醫的判斷是下半身神經傳導失常，而中醫理認為，下半身能量的傳導，即足三陰、陽經，而最原始的病灶是在子宮，由此顯見，腰部的健康，對於婦女而言是多麼地重要！

◎ 改善方法：

先從調息開始

得知學員的狀況後，先讓她從調息開始，即先從內在輕緩易學的動作啟動整個練功的功程，透過正確的呼吸，將氣引往丹田（肚臍下二到三指幅），藉由內部深層的調息來做「細胞運動」，從最原始的部位來改善體質。

脊椎正位啟動體內能量傳導系統

骨盆即腎的根基，也就是脊椎及神經傳導的基地。因此，藉由每次練功前必做的精展操，將全身骨骼、肌肉放鬆，才有機會將維持身體重心及健康平衡的骨盆調正，骨盆正位，連帶著脊椎就易保持正位。

換言之，當牽動全身神經傳導的脊椎回到正位後，再將全身的骨骼、肌肉透過自主運動的伸展，維持在正位的狀態。骨骼、肌肉的正位及放鬆，就是啟動所有經絡都能回復到正常功能的關鍵。

各穴位及其所屬的經絡都正位後，再施以八段錦的操作，就能輕鬆的以經絡調整或喚醒內在的能量傳導系統，整個整復練功的過程就水到渠成。

搭配整復效果更顯著

這也是八段錦的功法，若能因人而異地輔以不同的復健手法，讓學員在整個練功過程中都能有不同階段、針對性的整復，效果自然較易彰顯。

因此，當學員自主練功，並開始有好轉反應的同時，讓具有整復師證照的教練，再配合整復動作，以拍打或滑灌、刮痧的手法，打通足三陰經的淤血與氣滯，緩解睡眠抽筋現象的病症，身體得到鬆展，心情也自然會跟著愉悅。

去除贅肉

◎ 案例分享：一時好奇卻找到終身健康（郭小姐）

2009 年 **5** 月，因緣際會，在好友英珠引薦下接觸八段錦。原本並沒有心動，但因感受到傳授者洪敏哲大師兄的喜樂及熱忱，也就報名上課了。

一開始時，只是抱持好奇和新鮮的心態來練此功法，且初期的身體

僵硬及痠痛感，讓人不禁覺得是「自找苦吃」。但隨著從伸展拉筋，到充分意念呼吸吐納（吸、屏、吐、停）的動作中，我找到優美柔順、柔剛結合的美妙感覺，更充分體會到放鬆、再放鬆的舒適自然和輕鬆愉快，現在可是甘之如飴。

更棒的是，原本虎背熊腰，屬於重量級的我，體重竟然減了**5公斤**，氣血循環也順暢，終於能夠開始擁有輕盈及健康，實在是奇蹟。

我謹記老師所說：「人生所賴，唯氣而生」，衷心期盼八段錦養生功法能被廣為宣傳，因它是無禁忌、易學、容記、時間短、效果快的一種好功法。

發胖來自不通

身體發胖，就是在不該被堆積的地方產生了多餘的贅肉，中醫認為，就是「穢濁之水」的滯留。從另個角度來說，即哪裡不動，哪裡就易僵化而被塞住，久之則造成堆積。

就好像清潔是一種習慣，不打掃環境就會有灰塵，時間一久就形成汙垢，再加上濕氣重又不通風，整個環境就會令人覺得不舒服。

◎ 改善方法：

先去除腰部贅肉

通常會有贅肉都是從腰開始，延伸到下半身的大腿，和上半身的手臂。尤其是腰部，因只要腰能得到控制，大腿相對就會跟著回復到正常的體位。

八段錦中的第五、六式都是很好的伸展、消贅肉運動。而針對上半身的「蝴蝶袖」，第二式的提臂開胸左右射鵰就是一個很好的運氣動作，不但能讓心肌運動，更以開胸擴肺，讓氣能完全進出，細胞都能得到充分的氧氣，細胞新陳代謝的能量因此被強化。

把調息練好

最重要的是把調息練好。調息是一切功法的根基，能把氣沉

入丹田，吐氣時能讓腎俞穴瘃（即吐氣時，盡量縮腰），沒事多練調息，自然氣就會打通，把穢濁的水氣排除。即密宗所謂的「寶瓶氣」。誰願意在身體的寶瓶中裝滿著穢濁之水？當然就是要靠正確的調息，將穢濁之水排出，才能吸納更多的精氣。

如此一來才會回到正常的體位。也才是控體重的根本之道，且不會有復胖，比一般用燃燒、強迫的密集排毒，或甚至殘忍的飲食控制都好上許多。

◎ 案例分享：夫妻一起練功，健康樂活（鄭先生）

一位老同學身體越來越好，他說練八段錦，身體改善很多，在好奇心驅使下，我和老婆一起報名八段錦的課程。一直以來，我都是圓滾滾的身材，工作越忙碌，身材就越圓，身體的負擔也越來越重，退休後，試試八段錦可否讓身體恢復健康。

八段錦看似簡單，很輕緩的八個招式，如老師所說，打八段錦不是只打招式，還要把調息帶進來，如此演練讓我一直流汗。流完汗後，精神百倍，身體也覺越來越輕。於是每天早晚都和老婆一起打一套八段錦，老婆出差時，也會打電話叮嚀她要打八段錦，因這功法不僅讓我們都瘦了（我瘦了十幾公斤），還瘦得很健康，每天精神氣爽，很開心。八段錦已成為我們每天的運動，堅持就一定會有好成效！

◎ 改善方法：

身體要健康，最重要就是「新陳代謝」，簡言之，即把體內不需要的代謝物盡快排出體外，讓體內的氣、血、水流通正常。胖多半是水腫，即水的代謝出問題。一般運動若未配合調息，流出的汗是皮膚表層的水分，而真正該排出體內帶有重金屬的水反而還積存於體內。

讓女性輕鬆度過更年期

面對更年期的老化，不只是一個生理的問題，更該重視的是身心靈全面的共構。以四十九歲來說，女性的天癸（與月經及內分泌荷爾蒙有關）多從十四歲開啟到四十九歲結束，即七的倍數，天癸在中醫來說，主生長發育，是比精血更精微的生命元素。若後天沒有正確的養生功法，幫助身體新陳代謝，形體就會在四十九的臨界點開始急速老化。

◎ 改善方法：

八段錦的第一式「雙手托天理三焦」，以此式為八段錦的首式，就因它是八段錦的「經典」，能理到三焦，即上中下四氣及臟腑都被自發的生物電磁力照顧到，新陳代謝自然較一般人要好。

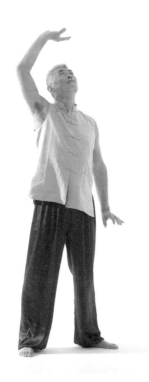

由於八段錦第一式能調息三焦經，對熱潮紅、胸悶、噁心等女性更年期症狀具有奇效，更能防止老化，一舉兩得。

從動作中慢慢得到氣的電能感

再者，八段錦練到一個程度時，會有相對的電能反應，所以，對身體的關注度，也會從動作中慢慢得到氣的電能感，更深入、用心來練，就會將這樣的感覺，將每一式內化，溶入到生活型態的體悟上。

就如書人人都看、都讀，但是用心來看，對應生活內化，成為自己的思維；還是用眼來看，用記憶來讀，或應付考試填鴨後，又更快的被放排出來？

不再手腳冰冷

手足冰冷的人通常都不易流汗，依照養生保健的觀點來看，即體內氣、血及津液的循環系統發生問題，因此，接續就會造成免疫力系統功能降低。

手足末端均為身體十二經絡的循行之處，而病氣的排除也在於手足末端。因此心、肺、大小腸與三焦、心包的病氣從手末端排出，而肝、膽、脾、胃、腎、膀胱之病氣自腳排出。因此，手腳冰冷就顯現身體的排毒系統出了問題。

◎ 改善方法：

調息正確時，會出現手腳熱脹麻刺的生理反應，而「熱」代表產生能量，「脹」表示產生熱能，但體積並沒有隨之變大，所以產生了壓力，即熱能轉換成能量。「麻」及「刺」就是產生能量的生物電磁力，由平時的八微安培，開始往十六微安培增強。

這是當身體的經絡都處於暢通的狀況下，正確的調息，就會讓身體產生電磁力的過程。萬一身體的經絡有氣血滯留狀況時，該怎麼辦？

中醫認為，就是要想辦法將病氣及滯氣，由心臟處往手足末端排除，同樣地也是由身體的深層往淺層走。

雙管齊下效果更佳

由淺往深的療法即按摩、拍打、針灸及中草藥。但最重要的，還是要靠自己身體的能量將病氣往外推，如此雙管齊下，體質較易改善。

因此身體的放鬆伸展，配合調息，將骨骼、肌肉伸展開後，循著八段錦八式，將電磁力全身導一遍，這是身體 DIY 最基本，也是根本的功法。

熟練動作加強調息態

剛開始時，先把動作做對，動作熟練後再加強調息態，即吐停吸屏四態，重點在「停」與「屏」。兩階段動作都做確實後，很自然的，每一式的得氣感會自然發生，自己也很清楚的感受到，那一個定式的電磁力最強。

電磁力在十二經絡都有反應，表示身體循環正常，代謝與抵抗力相對也增強，手足在不知不覺就不會有冰冷的感覺，運動也開始會流汗。

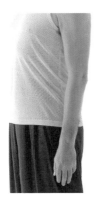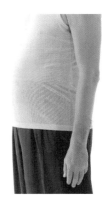

很多人應該都想不到，好好鍛鍊停氣和屏氣，就能啟動電磁力能量，使手足冰冷感消失，八段錦果然是「老祖宗留下來的智慧結晶」。

◎ 案例分享：練功八段錦，手腳熱呼呼（楊小姐）

　　手腳冰冷，尤其是手，四季都非常冰冷，練了八段錦六、七個月後，手腳冰冷的狀況已改善，現在都是熱呼呼的，感覺很舒服；所以，就想繼續學下去，讓身體越來越健康．

◎ 改善方法：

　　有些人手足蒼白不澤，手指、足趾關節顯得發僵不靈活，觸摸手足，感到冰冷無溫，一年四季如此，甚至炎熱夏季亦是，此即患了手足冰冷症。

　　什麼原因導致手足冰冷？多半末梢血液循環差，體溫調節作用紊亂，例如夏季容易出汗，汗多散熱就快，所以手足皮膚經常濕潤而冰涼。冬天裡，為了盡可能減少熱量散失，維持體溫，四肢小動脈多半顯著收縮，使外圍血流量減少，因此手足仍比別人涼。因而一年四季裡，不分外在環境氣溫，這些人的手足總是比正常人來得冰冷，醫學上把這樣的病叫做手足冰冷症。

　　體溫調節失常，以功法來說是衛氣不足，即脾胃的吸收與消化可能也有問題，該往上走的脾氣沒往上走，該肅降的胃氣也停滯不降。因此，第一式的功被導出後，更要加強第三式，即能靠自主的練功獲得改善。

祛除偏頭痛

◎ 案例分享：武醫讓我走回健康路上（王小姐）

　　頭疼一直是揮之不去的噩夢。20 多年來每況愈下，腦波檢查也沒問題。心想壓力大吧？只能無助讓它在我腦裡張牙舞爪。每當心有不甘想與之抗衡時，結果必定掛急診，因為上吐下瀉不止，血壓飆高，幾乎要靈魂出竅。

　　幾個月前認識張振澤老師，他的一句話令我匪夷所思，但也燃起一

是祢派來救我脫離頭疼嗎？我求問主耶穌。第一次頭疼讓老師滑罐治療，頸背只能用慘不忍睹四個字來形容，**2015 年 6 月**開始參加「武醫」課程，我不僅上課認真，中途休息時間，老師皆幫我做些治療。

這麼多年來，隨身一定攜帶頭痛藥，**6 月 1 日**吃了最後一包藥，至今沒再碰過。雖偶爾頭痛，但已是可以忍受的範圍，且次數愈來愈少。奇妙的經歷，感謝主耶穌讓張振澤老師成為我的天使。我正在復原，且走在健康的路上，並身心靈得以飽足

偏頭痛以區域反應內臟系統

中醫認為，偏頭痛會以區域來界定其反應的內臟系統，如頭頂端為肝經，頭側是膽經，前額是大腸經，後頭是膀胱經。這些都是「氣路」，而這些路徑都是直接進入腦部關鍵性的氣路。

◎ 改善方法：

面對偏頭痛，一般都會先從痛的部位開始做放鬆，即以洩氣的手法，將該處的氣滯排出體外，然後在針對頭部的中軸線，與旁開線上之穴位進行按摩。

對於一般學員而言，是無法去判斷該處是屬於那條經絡，因此，練八段錦的好處，就是讓十二經絡都得到一個調理的機會。更重要的是，八段錦配合調息的功法，讓手指末端會有較強的電磁力，而這個電磁力即一般人與練功者按同一穴位，對身體有所改善或反應比較慢的關鍵。

因此，當手指有功時的電磁力，高出一般人至少兩倍（正常人是八微安培，興奮態是十六微安培，而練過功者更超過此數），當手上的電磁力強過於體弱的患者（體弱的電磁力會在八微安培以下的狀態）其手指的施術，自然就在互動中產生主導的力量，即可洩氣也可補氣。

會造成王師姐經常頭痛的原因是「氣不上頭」，在中醫基理來

會造成王師姐經常頭痛的原因是「氣不上頭」，在中醫基理來說是屬於寒症。最主要的原因是頸部肌肉群太緊以至於造成氣血不通。因此，只要解除頸部肌肉的氣滯血瘀，就可讓頭部得到充分的舒緩而暢通。

剛開始一兩次協助整復，之後就引導每周做一次武醫瑜伽，讓自主的動作來放鬆伸展全身的肌肉，每天躺五分鐘棒球枕，基本上就能改善。

◎ 案例分享：頭痛消失，通體舒暢（李小姐）

在美國求學時，有頭痛和經痛的大問題，止痛藥從一顆吃到四顆，才能把頭痛給壓下來。有時忘了感覺快頭痛時吃止痛藥，就會痛到只有睡覺才能消除頭痛和身體的緊繃。經痛也是很大的困擾，有一次忘了吃止痛藥，就痛到蹲在地上，久久無法站立和走路。止痛藥從此成了我的良伴。

回到台灣，因為工作得了腕隧道症候群，去中醫診所看診，才知道中醫也可以幫助紓緩經痛，感謝當時的中醫師，讓經痛離我遠去。可是頭痛的狀況，還是沒太大的改善，雖已知道吃止痛藥對身體不好，但也只有它才讓我可以不頭痛。

中醫建議我去運動，因緣際會跟張師父學了八段錦。第一堂課結束後，超開心的跟姐姐說我終於知道什麼是通體舒暢的感覺了！雖然初學第六式時，總是讓我頭昏腦脹，還是堅持練下去。現在，頭痛已經好幾年沒發作，打完整套的八段錦可以讓我明顯感覺氣在走，身體確實被放鬆，超舒服的！

◎ 改善方法：

正常的脊椎是頸椎與腰椎都具有一定的弧度。尤其是頸椎，除了頸椎比較細、比較容易受到兩側肌肉的鬆緊不一，造成一邊緊一邊鬆而壓迫到神經。更重要的是它是氣血往頭上送的唯一通路。所以能讓頸椎有完全的依靠，兩側的肌肉才有機會放鬆，肌肉鬆了，

改善失眠

　　失眠似乎是現代人的文明病，中醫認為，多半是心主神的心經會有塞滯的現象。

◎ 改善方法：

　　一般人的口頭禪，對常會對他人說「你很神！」這個「很神」的意思就是；這事你怎麼知道？也是另一種讚許他人博學多聞的讚賞語。

　　所以「神」就是指訊息，套用在體內即管理所謂資訊流的總管，是知道身上每一個細胞及與外界對應的反應，這個就是「神」。

　　許多失眠的人在查功時，看他的心經少海穴附近，都會有氣滯血瘀的現象。透過第二式「左右開弓似射鵰」的鍛練，通常很快能獲得改善。若又有教練在旁做些頸肩與少海穴的排除氣血瘀塞的動作，都會有明顯改善，使得頭腦的作息正常，該睡，該休息時就不會多用神，把神集中在該專注的時刻。

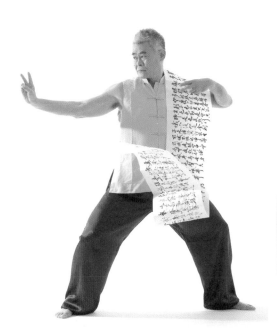

失眠基本上就是心經失調的結果，勤練八段錦的第二式就能迅速恢復，回到孩童時無憂無慮地熟睡。

圖解
武醫八段錦

2016年7月初版　　　　　　　　　　　　　　　　　　定價：新臺幣360元
有著作權‧翻印必究
Printed in Taiwan.

著　　　　者	張	振	澤	
總　編　輯	胡	金	倫	
總　經　理	羅	國	俊	
發　行　人	林	載	爵	

出　版　者	聯經出版事業股份有限公司	叢書主編	李	佳	姍
地　　　址	台北市基隆路一段180號4樓	文　　編	王	非	凡
編輯部地址	台北市基隆路一段180號4樓		姜	小	玲
叢書主編電話	(02)87876242轉229		陳	淑	英
台北聯經書房	台北市新生南路三段94號	校　　對	王	非	凡
電　　　話	(02)23620308		姜	小	玲
台中分公司	台中市北區崇德路一段198號	封面設計	朱	智	穎
暨門市電話	(04)22312023	攝　　影	陳	炫	丞
台中電子信箱	e-mail：linking2@ms42.hinet.net				
郵政劃撥帳戶第0100559-3號					
郵撥電話	(02)23620308				
印　刷　者	文聯彩色製版印刷有限公司				
總　經　銷	聯合發行股份有限公司				
發　行　所	新北市新店區寶橋路235巷6弄6號2樓				
電　　　話	(02)29178022				

行政院新聞局出版事業登記證局版臺業字第0130號

國家圖書館出版品預行編目資料

武醫八段錦/張振澤著. 初版. 臺北市. 聯經.
2016年7月（民105年）. 244面 . 17×23公分
ISBN 978-957-08-4770-3（平裝）

1.氣功 2.養生

413.94 105010582